DE LA

MÉDICATION INTESTINALE ANTISEPTIQUE

PAR L'EAU SULFO-CARBONÉE

PAR

Le Docteur Lucien MORISSE

PARIS
G. STEINHEIL, ÉDITEUR
2, Rue Casimir-Delavigne, 2

1886

DE LA

MÉDICATION INTESTINALE ANTISEPTIQUE

PAR L'EAU SULFO-CARBONÉE

PAR

Le Docteur Lucien MORISSE

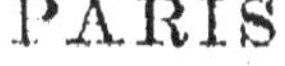

PARIS
G. STEINHEIL, ÉDITEUR
2, Rue Casimir-Delavigne, 2

1886

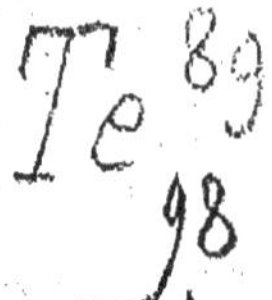

A M. LE Dr DUJARDIN-BEAUMETZ

Faible témoignage de reconnaissance et de respect

DE LA

MÉDICATION INTESTINALE ANTISEPTIQUE

PAR L'EAU SULFO-CARBONÉE

CHAPITRE PREMIER

APPLICATION DE L'ANTISEPSIE A LA MÉDECINE

Les théories nouvelles sur la pathogénie des maladies générales dites infectieuses provoquent depuis quelques années une rénovation dans la thérapeutique : l'élément symptôme disparaît en partie devant la grande influence accordée à la cause première de la maladie infectieuse, le microbe ou bacille. La recherche du microbe a pour premier but la poursuite de l'antimicrobe, c'est-à-dire de la substance qui empêche sa pullulation et son envahissement dans les tissus.

La médication antiseptique, nouveau-née des théories microbiennes a donné les plus belles espérances aux chirurgiens et fait entrer la chirurgie dans une ère nouvelle. L'application des théories pastoriennes aux principes de la médecine même devait être le corollaire forcé de si beaux résultats.

Les maladies infectieuses ont été les premières à recevoir les bénéfices de cette méthode; grâce à elle, la thérapeutique n'est plus palliative, mais curative, suivant l'expression de M. le professeur Bouchard.

Les détracteurs de la méthode ont de prime abord opposé une dénégation formelle sur la possibilité d'une attaque si directe : poursuivre l'élément pathogène, le germe infectieux dans les tissus de l'organisme, empêcher sa pullulation, le détruire *in situ*, leur paraissait un but impossible à atteindre. Il résulte de cette fin de non-recevoir, qu'on doit surtout s'occuper de connaître l'affection et non de l'attaquer dans son germe, que le diagnostic doit toujours l'emporter sur la thérapeutique.

Beaucoup, sans doute, des adversaires de la méthode antiseptique accordent aux organismes inférieurs un rôle tout puissant sur la séméiologie et sur l'évolution de la maladie; mais, d'après eux, la dissémination des germes dans l'organisme leur donne une libre existence et les met à l'abri de toute atteinte. L'antiseptique tue peut-être le microbe *in vitro*, et à certaines doses, mais cet antiseptique n'est et ne doit rester qu'un médicament de laboratoire, d'après les termes mêmes de M. le professeur G. Sée, et son introduction dans la thérapeutique n'est qu' « *un leurre* » ; vouloir se lancer à tout prix à la poursuite du microbe est peut-être aussi s'exposer à détruire le tissu où il végète.

Ces idées sont professées par de hautes sommités médicales. M. G. Sée, cependant partisan à outrance des théories bacillaires, les résume ainsi dans son discours à l'Académie de médecine sur la fièvre typhoïde : « A aucun moment les antiseptiques n'ont de raison d'être; ils ne tuent pas le germe de la maladie et n'empêchent pas la dissémination des microbes ».

L'antisepsie médicale est bien loin de recevoir sa condamnation dans ces paroles.

Des maîtres non moins compétents, et plus confiants dans l'avenir réservé à la thérapeutique, enseignent au contraire que dans aucun cas le médecin ne doit rester dans une expectative qui est une perte de temps précieux, ils affirment la puissance de cette méthode antiseptique et ils ont précisément choisi cette même fièvre typhoïde comme exemple des espérances que la médecine nouvelle pouvait fonder sur le traitement des maladies infectieuses aiguës. A côté de la vieille doctrine qui prétend que poursuivre les germes morbides est un mythe, que, de parti pris le malade doit être laissé dans un abandon complet, et le médecin dans une contemplation éternelle, à côté est donc venue se placer la nouvelle, non pas dans un but de substitution, mais afin de manifester ses droits à l'existence. Il importe de suivre ces faits dans le compte rendu de M. le professeur Bouchard au Congrès de Copenhague (1884), dans la séance même ou Liebermeinster venait de faire connaître les principes, les procédés et les résultats de la thérapeutique antipyrétique. De toute la hauteur de son autorité, M. Bouchard traite de sophisme le raisonnement d'après lequel la substance antiseptique frappe de mort également les cellules humaines et les cellules du ferment, et tue le malade avant de tuer le microbe.

Ces droits de la médecine à l'antisepsie ne sont pas inférieurs à ceux de la chirurgie, qui cependant, en tuant le microbe ne tue pas le tissu et voit certes dans la méthode antiseptique autre chose qu'une méthode de propreté.

M. le professeur Bouchard démontre que certains microbes peuvent être atteints par des substances antiseptiques laissant l'homme indemne. « L'oxygène indispensable à l'homme, empêche la vie de toute une catégorie de ferments...., du reste, le but de l'antiseptie médicale, n'est pas la mort du microbe, mais bien l'entrave à sa pullulation. » Ce principe est le fondement de la méthode.

Cette méthode est applicable au traitement de la fièvre typhoïde. M. Bouchard le prouve par l'action des antiseptiques sur l'agent pathogène, que l'éminent professeur trouve depuis plusieurs années dans toutes les humeurs pathologiques de la dothiénentérie. La multiplication de cet agent dans les cultures se trouve empêchée par une certaine dose d'agent antiseptique, acide phénique, iodoforme, aniline, etc. Cette dose est très variable ; sa variabilité donne la mesure de la puissance antiseptique. Mais cette puissance ne doit pas faire perdre de vue les limites que le médecin doit s'imposer dans l'administration du médicament. L'antiseptique agit sur des organes vivants, il importe de déterminer la quantité de chaque substance, qui, dans une espèce animale, est capable de produire la mort et celle qui provoque un commencement d'accidents. En définitive, il faut chercher pour chaque substance *l'équivalent thérapeutique*, c'est-à-dire le nombre exprimant, par kilogramme d'animal, les grammes ou fractions de gramme de la substance antiseptique pouvant être injectée dans les veines sans déterminer d'accidents toxiques. Cette *dose-limite*, est fort variable. Il suffit de se rapporter aux chiffres indiqués par M. Bouchard.

De la comparaison de ces expériences découle un fait très important en faveur de la méthode antiseptique appliquée aux maladies infectieuses : la toxicité ne varie pas proportionnellement avec l'activité antiseptique.

CHAPITRE II

LE CHARBON IODOFORMÉ

L'application de cette méthode devient donc légitime et méritée d'être constituée expérimentalement.

M. le professeur Bouchard donne les règles générales à suivre dans une application semblable :

1° Rechercher pour une maladie infectieuse déterminée les substances qui se montrent le plus nuisibles au microbe de cette maladie.

2° Choisir parmi ces substances celles qui sont le moins nuisibles à l'homme.

3° Associer la plus grande quantité possible de ces substances suivant leur équivalent thérapeutique.

Appliquant ces principes à la fièvre typhoïde on peut donc admettre la nécessité de combattre deux éléments ; 1° l'un spécifique et primitif jouant le rôle de germe typhique : le bacille ; 2° l'autre septique, secondaire, mais peut être aussi grave, et engendrant la putréfaction intestinale : la ptomaïne. De ces considérations est née une méthode mixte : 1° contre le premier germe, M. Bouchard emploie l'iodoforme ; 2° il fait absorber et il neutralise le deuxième par le charbon.

Le traitement le plus rationnel d'après ce médecin distingué est le suivant : 60 centigrammes d'iodoforme « dissous dans 100 centimètres cubes d'éther sulfurique « sont mélangés à 100 gr. de charbon végétal.

« Après évaporation de l'éther, le charbon iodoformé « est incorporé dans 180 grammes de glycérine. Une « cuillerée à bouche de ce médicament délayée dans un « demi-verre de boisson est administrée au malade toutes « les deux heures. »

Les résultats d'une semblable médication ont été encourageants : les matières intestinales filtrées, inodores et incolores ont perdu leur toxicité ; elles sont devenues moins toxiques, puisque la production des mêmes accidents sur les animaux en expérience a nécessité une quantité de matières à injecter dix fois plus considérable ; ce qui prouve encore que la putréfaction a diminué, c'est que les urines ont été reconnues ne plus contenir d'alcaloïdes.

Enfin le point le plus important c'est l'abaissement de la mortalité de 10 pour 100 ; par l'emploi du charbon seul, la mortalité hospitalière était tombée de 20 à 15.

Sans doute, la réserve doit être la règle en matière de statistique — l'existence de séries heureuses ou malheureuses, le génie épidémique... méritent considération et empêchent d'une manière relative la mise en parallèle des travaux de statistique.

Cette restriction faite pour rester dans l'impartialité, il suffit de connaître l'heureuse appréciation si finement et si fermement raisonnée de la méthode intestinale antiseptique par M. Bouchard pour être prêt à reconnaître avec lui ses bienfaits. Mais il est bien difficile de ne pas voir dans les dernières paroles de ce maître consciencieux

« je ne suis donc pas en état de proposer actuellement « un traitement antiseptique de la fièvre typhoïde » l'expression d'un desideratum et d'un vœu. Il pose les fondements de l'antiseptie médicale, mais il désire qu'on fasse mieux, et il entrevoit le progrès dans les réalisations d'une méthode naissante.

Ce vœu est pour un élève un encouragement précieux et s'il ne lui appartient d'essayer de substituer à la médication d'un maître, celle d'un autre maître, du moins il lui sera permis de comparer modestement l'une et l'autre méthode, avec toute la déférence et le respect qu'il doit à de si grands esprits, et de rechercher un agent thérapeutique plus puissant, plus complet et plus pratique que l'iodoforme contre le germe de la fièvre typhoïde.

Plusieurs raisons doivent engager à modifier le traitement de M. le professeur Bouchard. Mettant en dehors de la discussion la puissance thérapeutique de la poudre de charbon iodoformée, nous devons reconnaître quelques inconvénients à l'administration de ce médicament.

Cette poudre en suspension dans de la glycérine doit être donnée chaque deux heures par cuillerée délayée dans un demi-verre d'eau. Or, il paraît bien difficile de faire absorber douze demi-verres d'eau à un typhique, plongé dans une adynamie profonde, avalant difficilement quelques cuillerées de liquide; et lorsque son sommeil doit être respecté et considéré comme un précieux et rare bienfait, n'est-il pas cruel et peut-être même dangereux, d'éveiller tout à coup un malade affaibli pour le forcer à avaler un mélange repoussant par sa masse, son goût et sa couleur; est-il prudent d'avoir à vaincre par toutes sortes d'arguments la répugnance de jeunes gens, délicats et malades, qui ne prennent souvent une cuillerée de la potion la plus agréable qu'avec un insurmontable dégoût? Sans doute l'ingestion d'une telle quantité d'eau constitue un excellent lavage de la muqueuse intestinale, et il ne paraît pas étonnant dès lors que les selles lientériques soient incolores et que leur toxicité sont très amoindrie, même sous l'influence d'un liquide très abondant mais très peu aseptique; mais cette ingestion doit apporter une surcharge et une lenteur dans le travail d'absorption de l'intestin et causer une inanitiation impossible à nier; or, cette absorption doit être malgré tout assez restreinte, grâce à la non-interruption de ce véritable balayage intestinal.

Cependant on ne peut méconnaître que le liquide ingéré ne renferme pas des substances antiseptiques ou antiputrides: le charbon absorbe les gaz, l'iodoforme aseptise les matières, 10 grammes de ce charbon pénétrant chaque deux heures dans le tube intestinal, l'effet ne saurait être nié et les selles sont absolument désinfectées. Mais le charbon ne peut pas se répartir également sur une surface aussi considérable que la muqueuse digestive; malgré l'atonie des fibres musculaires, il a de la tendance à s'accumuler, à former de petites masses agglomérées par le mucus intestinal, et dès lors le brassage des matières fécales ne saurait être parfait. Pour expulser ce charbon ainsi agrégé, M. le professeur Bouchard lui-même donne le conseil de purger le malade à la suppression du médicament. En somme, le charbon n'a qu'un rôle mécanique et pour favoriser son issue à la fin du traitement, le médecin doit procéder à un nouveau lavage mécanique par un purgatif.

Dans cette médication, le charbon ne joue donc qu'un rôle secondaire et passif; le premier rôle, actif, est dévolu à l'iodoforme. D'après M. le professeur Bouchard, la muqueuse intestinale en contact incessant avec l'iodoforme doit se recouvrir d'une fine couche de cette substance : pour être efficace, il faut que cette couche soit uniforme, ou que, si l'iodoforme se dépose sur certains points, ce soit sur les ulcérations : c'est attribuer beaucoup de complaisance à un tube de 12 mètres de long! Chaque deux heures, 0 gr. 05 centigrammes d'iodoforme sont jetés dans l'intestin avec cent grammes environ de glycérine : il est bien permis de supposer que ce mélange va se déposer sur la première grande surface qu'il rencontrera, c'est-à-dire sur l'estomac, puisqu'il est brassé d'abord, si cette théorie contestée est admise, pendant plusieurs heures dans cette énorme cavité. Puis le flot circule librement dans l'intestin vide; soumis à peine à l'absorption par suite des lésions de la muqueuse, sa quantité diminue dans des limites restreintes. Cette condition est défavorable au dépôt de l'iodoforme sur la muqueuse intestinale, et en particulier sur les ulcérations. Cependant cette quantité de cinq centigrammes d'iodoforme, conseillée par M. Bouchard lui paraît suffisante pour agir sur toute la surface digestive. Cette dose peut paraître faible, surtout depuis l'introduction des injections iodoformées dans la cure de vastes collections purulentes ou caséeuses.

D'après la pratique de M. le professeur Verneuil, on injecte 4, 6 et même 8 grammes d'iodoforme en suspension dans 60, 80 grammes d'éther ou de glycérine; il y a loin de cette dose aux cinq centigrammes prescrits par M. Bouchard, quand on compare la différence extrême des surfaces. Cette quantité ordonnée par M. le professeur Verneuil peut surprendre, surtout si l'on ajoute l'absence, dans tous ces cas, de toute trace d'empoisonnément iodoformique. Il est vrai que l'effet que veut obtenir M. Verneuil, est surtout une action irritative et substitutive; il remarque que l'iodoforme se dépose en couche assez épaisse sur les parois, et rapidement, en particulier avec les injections éthéro-iodoformées; ce fait vérifié à l'autopsie a été en grande partie le point de départ de la nouvelle méthode instituée par cet habile chirurgien; — mais remarquons que les parois de la tumeur sont toutes différentes de la muqueuse intestinale : Elles absorbent moins, ne sont pas douées de mouvements péristaltiques, enfin leur superficie n'est pas comparable. — Leurs parois sont donc largement en contact avec l'iodoforme, et cela, sans crainte du danger de l'intoxication. Cette condition est essentielle pour obtenir le but recherché : la destruction des bacilles, ou mieux, l'obstacle à leur pullulation. L'iodoforme agit comme topique et détruit sur place l'élément nuisible.

L'iodoforme introduit dans le tube digestif peut-il agir contre le développement du bacille en navette, d'après le même procédé? Le fait peut paraître douteux, car le bacille typhique plongé profondément dans la muqueuse, sous le revêtement épithélial, paraît hors de l'atteinte d'antiseptiques qui ne dépassent pas cet épithélium et M. le professeur Bouchard ne prouve pas que l'iodoforme aille au delà et soit absorbé. « Sur des coupes d'in testin, écrit M. le Dr Artaud dans sa thèse inaugurale (Paris 1885), qui est le dernier mot des travaux faits sur ce sujet jusqu'à ces jours, « les bacilles se rencontrent « sur les parties moyennes où ils sont mêlés à des bacilles « indifférents. On ne les voit pas à la surface des plaques « de Peyer, mais bien dans les couches profondes et la « sous-muqueuse : ils ne dépassent pas la tunique mus-

« culaire. Nous n'avons pas observé de bacilles typhi-« ques dans les vaisseaux sanguins de l'intestin, de la « rate, ou des ganglions ».

La considération du siège du bacille me paraît d'une grande importance, puisque son atteinte n'aurait lieu qu'à la suite d'une absorption non démontrée par M. Bouchard; et si absorption il y a, une quantité suffisante pour lutter contre le développement des germes, dépasserait certainement la dose-limite de 60 centigrammes par jour; comparant cette dose minuscule à celle des solutions éthérées de M. Verneuil; eu égard à la différence de la cavité, elle doit paraître absolument insuffisante.

Si même une absorption s'effectue, elle doit être très faible car la plus grande partie du mélange aggloméré avec le charbon reste sûrement en suspension dans le liquide intestinal, et ajoutons que le pouvoir de l'absorption de la muqueuse affaiblie est beaucoup moindre qu'à l'état normal. L'absence de tout phénomène précurseur de l'empoisonnement iodoformique dans les cas traités par la méthode de M. Bouchard peut être acceptée comme preuve d'une absorption bien minime, bien insuffisante d'iodoforme. On sait qu'il suffit, en effet, le plus souvent, d'une quantité relativement faible de cette substance sur une plaie anfractueuse pour provoquer des accidents en général légers au début, mais parfaitement caractéristiques.

Donc, si l'iodoforme agit, ce ne peut être exclusivement que sur les agents de la putréfaction et le bacille spécifique est à l'abri de son pouvoir ; c'est-à-dire qu'il ne complète que le rôle du charbon.

De plus, si le charbon est inerte, l'iodoforme est irritant; et peut-on prévoir l'effet d'un médicament irritant sur une muqueuse déjà irritée, ulcérée et amincie?

L'application de l'iodoforme, comme topique dans l'affection typhique me paraît donc quoique rationnelle, irréalisable. Elle reste au-dessous de sa tâche et du rôle qu'on lui assigne.

En résumé, si la médication intestinale antiseptique inaugurée par M. le professeur Bouchard est excellente à tous égards, la médication carbo-iodoformée, malgré la légitimité de son fondement, ne paraît pas à l'abri de tout reproche : 1° le mode d'administration est difficilement supporté par les malades qu'on doit ménager ; 2° l'antiseptique ne peut être employé qu'à une dose insuffisante pour remplir son rôle ; 3° un médecin ne peut se contenter de la chute de la mortalité de 10 pour 100 ; 4° la dose à administrer ne peut être graduée sur l'évolution, la gravité et les complications de la maladie.

La conclusion de M. le professeur Bouchard, son aveu « qu'il ne peut actuellement pas proposer un traitement antiseptique de la fièvre typhoïde » laissent le champ libre à la critique. C'est un but qu'indique M. Bouchard, c'est un encouragement qu'il donne aux médications nouvelles, ne considérant pas la sienne comme irréprochable.

L'essai, si heureux cependant, tenté par le savant professeur de pathologie générale ouvre la libre carrière à l'expérimentation ; ses desiderata devaient être comblés.

M. le Dr Dujardin-Beaumetz, frappé des propriétés du sulfure de carbone lui a demandé le rôle que le charbon iodoformé ne peut remplir et un plein succès a couronné les espérances de l'éminent thérapeutiste.

Le pouvoir antiseptique et l'innocuité du sulfure de carbone ont été révélés dans un remarquable travail de

M. le Dr Sapelier, ancien interne de M. Dujardin-Beaumetz et préparateur d'histologie à la Faculté de médecine. Ce médicament est digne de fixer l'attention la plus sérieuse. Je remercie M. le Dr Sapelier de m'avoir autorisé à puiser dans son travail ; il m'a ouvert la voie et à lui revient tout l'honneur et toute la priorité des faits que je vais démontrer et compléter. Je remercie en même temps, mon excellent ami et compatriote Laurent Secheyron, interne des hôpitaux, de l'intelligent concours qu'il a bien voulu apporter à mes recherches.

CHAPITRE III

L'EAU SULFO-CARBONÉE

Une heureuse expérience a consacré le traitement inaugure par M. Dujardin-Beaumetz. Depuis le premier septembre 1884 jusqu'au 10 juillet 1885, 41 fièvres typhoïdes ainsi traitées ont donné une mortalité de 3 morts par « *congestion pulmonaire considérable* » vérifiée à l'autopsie, de sorte que la mort a dû être produite bien plutôt par l'élément pneumo-congestif que par l'élément typho-abdominal. Par conséquent sur 41 malades traités, pas un n'est mort de la fièvre typhoïde à *proprement parler*. C'est le plus brillant résultat obtenu jusqu'ici ; aussi notre confiance en l'excellence de la médication a-t-elle le droit d'être réelle, légitime, absolue. Si son exposé ne vient pas d'une plume autorisée du moins sa défense est l'œuvre d'un esprit convaincu et d'un élève reconnaissant.

Voici les paroles que M. Dujardin-Beaumetz nous a dites dans ses conférences à l'hôpital Cochin :

« Je donne le nom d'eau sulfo-carbonée à la dissolu-
« tion par agitation du sulfure de carbone dans l'eau....
« Cette eau a un goût qui n'est nullement désagréable et
« donne à la bouche une sensation de fraîcheur; mélangée
« avec du lait ou avec de l'eau vineuse, elle perd complè-
« tement son goût. Lorsqu'on laisse l'eau sulfo-carbo-
« née dans un vase, elle perd peu à peu par la volatilisa-
« tion du sulfure de carbone, son goût, son odeur et ses
« propriétés; aussi est-il nécessaire pour maintenir à la
« solution son même titre, de laisser du sulfure de car-
« bone en contact avec l'eau. »

« Voici comment je prescris cette solution :

Sulfure de carbone pur...	25 grammes
Eau......................	500 »
Essence de menthe......	XXX gouttes
(ou essence d'anis.....	X gouttes)

« à placer dans un flacon de 700 centimètres cubes;
« agitez et laissez déposer.

« Vous donnez huit, dix, douze cuillerées à bouche de
« cette eau, par jour, en ayant soin de verser chaque
« cuillerée dans un demi-verre de lait ou d'eau rougie;
« recommandez aussi au malade de remplacer l'eau dans
« la bouteille à mesure qu'il en prend.

« J'ajoute, pour terminer ce qui a trait à la prépara-
« tion pharmaceutique, que le sulfure de carbone est
« d'un prix très modique, ce qui fait que cette eau sulfo-
« carbonée revient à un très bas prix, à peine à quelques
« centimes le litre. »

Cette eau sulfo-carbonée a l'immense avantage de pouvoir être donnée à dose presque illimitée, c'est-à-dire qu'on peut toujours graduer sa limite sur l'effet qu'on veut obtenir, sur la gravité et la forme de la maladie elle-même, ce qui n'est pas possible avec le charbon iodoformé, dont la dose est et doit rester unique, aussi bien pour une forme bénigne que pour une forme grave compliquée. De plus, cette eau sulfo-carbonée agit comme antiseptique; elle peut atteindre le bacille, car elle s'absorbe, elle peut empêcher la putréfaction dans l'intestin. Elle réalise donc absolument le rêve entrevu par M. Bouchard. Si un malade peut avaler sans difficulté, nous la coupons de lait, de vin, de sirop rafraîchissant et agréable ; s'il boit avec difficulté, nous la donnons pure et par cuillerées à bouche : moyen prophylactique, moyen inoffensif, moyen antiseptique, tels sont les points que j'ai à éclairer.

CHAPITRE IV

L'EAU SULFO-CARBONÉE EMPÊCHE LA CONTAGION PAR LES MATIÈRES FÉCALES

Quand on lit dans les traités de pathologie ou d'hygiène le traitement de la fièvre typhoïde, on est frappé de l'importance accordée à la partie hygiénique. Tous les auteurs s'étendent longuement sur cette partie du traitement, et surtout sur la prophylaxie du typhus, tous recommandent de préserver le sol de l'imprégnation des excréments des typhiques, de prévenir la stagnation, l'accumulation, la fermentation ou la décomposition de ces excréments.

Les premiers, les Anglais ont cherché à les neutraliser dans le vase même qui les reçoit, et qui est disposé d'une façon particulière, pour les préserver autant que possible du contact de l'air ambiant; ces vases contiennent une solution de sulfate de cuivre, de sublimé... etc.; immédiatement après, tous les objets de literie, de lingerie sont désinfectés : quant aux Américains, ils brûlent le tout.

Cette méthode des hôpitaux anglais est évidemment très utile; mais elle est fort coûteuse, et dans bien des circonstances peut paraître impraticable. A l'hôpital à cause de l'abondance et de la perfection du matériel, de l'habitude et de la quantité du personnel, elle est encore possible. Or, il est prouvé que la fièvre typhoïde est une épidémie qui frappe surtout les jeunes gens vigoureux; elle est très peu contagieuse à l'hôpital, et ce fait s'observe chaque jour, où les malades sont débilités et très souvent âgés. C'est donc à l'hôpital que la prophylaxie de la fièvre continue est le moins utile.

Et dans la pratique civile, c'est-à-dire dans la pratique où elle est sérieusement indispensable, impérieusement demandée, que de difficultés ne rencontrera-t-on pas! Je ne m'occupe pas des classes riches, les moins intéressantes, celles où il y a peu d'agglomération de population, où les habitations sont spacieuses, aérées et confortables, où les soins sont nombreux et éclairés, le matériel et le personnel suffisants.

Restent les classes pauvres, et ici elle est impossible; à cause de leur peu de ressources l'ouvrier et le pauvre ne peuvent se procurer les matériaux, les soins et les bras nécessaires. Aussi en France où pour le médecin la question de rang et de fortune n'a aucune importance, où tout homme, quel qu'il soit, est un malade, et riche ou pauvre a droit aux mêmes soins et aux mêmes égards, ne pouvons-nous que rejeter une prophylaxie qui est une prophylaxie de riche.

De plus, ce n'est pas dans le vase qui le reçoit que l'excrément doit être désinfecté, c'est dans celui qui le forme. C'est dans l'intestin lui-même, c'est au nid qu'il faut surprendre et détruire le microbe. C'est à la racine du cep de vigne que le sulfure de carbone tue le phylloxéra, c'est dans la racine du corps de l'homme, c'est-à-dire dans l'intestin qu'il doit atteindre le bacille, cet autre phylloxéra. Le rapprochement peut paraître bizarre : au fond, l'action est la même. Détruire les germes hors du tube intestinal, quand ils ont acquis toute leur puissance et leur vitalité, quand quelques-uns même pourront échapper à l'agent destructeur, c'est les détruire trop tard.

De plus, le problème est double; il faut : 1° empêcher le malade de continuer à s'intoxiquer par la fécondation incessante des nouveaux bacilles et des protoorganismes de la putréfaction; 2° protéger ses voisins.

La méthode anglaise remplit peut être cette dernière donnée et protège l'espèce; mais la première indication lui échappe; rien n'est fait pour protéger l'individu; à son point de vue, c'est trop peu.

Nous protégeons nous aussi l'espèce, et bien plus efficacement puisque nous surprenons les microorganismes pendant qu'ils se forment, avant même qu'ils aient vu le jour, et cela, sans un formidable arsenal de vases coûteux et encombrants : une cuiller d'un liquide vulgaire et à bas prix et une carafe d'eau nous suffisent.

Nous remplissons surtout la première indication, la vraie, la seule, puisque l'autre en émane : nous empêchons notre malade de s'empoisonner sans cesse en résorbant les produits de son intestin malade, par un acte que j'appellerai un véritable autophagisme fécal. Nous prétendons arrêter *en partie* le germe de la fièvre typhoïde, le bacille en navette, *complètement* l'alcaloïde de la putréfaction, la ptomaïne; nous voulons empêcher ces germes de coloniser sous les replis des villosités intestinales, au fond des follicules clos et des glandes de Peyer ulcérées. Et pour cela il nous faut un médicament qui s'absorbe, qui traverse cette muqueuse; et voilà pourquoi, ai-je dit, le charbon iodoformé est un médicament incomplet. Il faut surprendre l'ennemi dans son logis, arrêter son groupement insulaire, prévenir ou atténuer cette lutte, active de la part des bactéries, passive et toute de résistance de la part des tuniques intestinales, qui sans cesse minées et ulcérées permettent aux deux germes de la putréfaction et de la fièvre typhoïde de pénétrer dans le courant lymphatique ou dans le courant sanguin. Par ces portes ouvertes, l'invasion microbienne se répand dans toutes les provinces du territoire humain, donnant lieu à ces terribles complications de la fièvre typhoïde, diathèse hémorrhagique aiguë révélée par des pétéchies, des hématémèses, des mélœna, des épistaxis, des hématuries, des métrorrhagies etc; parotidite suppurée, endocardite, myocardite, méningite, otite interne, érysipèle, hépatite, ictère grave, pneumonie fibrineuse, hypostatique, etc. Cerveau, cœur, poumon, foie, rein, aucun organe n'échappe à cette prise de possession et bientôt épuisé par cette lutte, par ces pertes continuelles qu'il est impuissant à réparer, empoisonné par son propre sang, riche en bacilles, et qui ne s'hématose plus, à bout de forces et de ressources le patient tombe dans un collapsus mortel; quand il a échappé à la pyohémie, à la septicémie, à la gangrène des membres inférieurs, la ptomaïne l'emportant alors sur le bacille.

Enfin, c'est surtout contre la perforation, la péritonite et l'hémorrhagie intestinale que nous voulons agir, les complications les plus graves et les plus communes de la fièvre typhoïde.

1° *Action sur le bacille.* — Est-ce à dire que nous donnions l'eau sulfo-carbonée comme spécifique, comme moyen curateur ? Non, nous ne prétendons avoir aucune influence sur le cycle lui-même de la maladie ; « *il faut qu'elle fasse son cours,* » qu'elle passe par ses trois termes successifs : la période d'ascension, la période d'état et la période de défervescence. La dothiénentérie est une maladie générale, dyscrasique et infectieuse. Donc, sur ce premier germe, le bacille, nous n'avons qu'un pouvoir tout relatif. Si l'ulcération intestinale est à la fièvre typhoïde ce que le chancre infectant est à la syphilis, la pustule maligne au charbon, c'est-à-dire le premier terme d'un processus, le premier accident d'une maladie générale, un effet et non une cause, avec cette différence que le chancre syphilitique est le plus souvent unique, il est certain que nous ne pouvons rien pour empêcher la formation de cette ulcération ; de même qu'en amputant et en cautérisant le chancre on ne préserve pas de la syphilis, de même traiter, guérir même l'ulcération est faire peu de besogne, nous ne traitons donc qu'un symptôme.

Mais ce symptôme est le plus grave de tous, puisque c'est au niveau de son siège qui se produiront les accidents les plus redoutables, tels que la perforation et ses suites.

Donc, ce premier germe, le bacille est en partie hors de notre atteinte ; nous ne pouvons que modérer sa reproduction du niveau de l'intestin, faire que les bacilles étant moins nombreux, l'empoisonnement soit moins considérable et moins complet.

2° *Action sur la ptomaïne.* Il n'en est pas de même pour le deuxième germe, l'agent de la putréfaction, ici nous sommes absolument les maîtres. Nous le détruisons en toutes proportions, nous empêchons son travail de décomposition sur la muqueuse ulcérée ; et en même temps nous arrêtons l'absorption de ce produit. Prévenir l'ulcération, ou l'aseptiser et la faire entrer dans une voie régressive quand elle est formée, c'est-à-dire donner à la plaque de Peyer et au follicule isolé la tonalité, la trempe nécessaire pour leur permettre de soutenir le choc, par conséquent empêcher l'infection purulente, d'une part ; la perforation, l'hémorrhagie et la péritonite d'autre part ; tout cela peut ne pas avoir d'influence sur l'évolution générale de la maladie, mais en a une capitale au point de vue de sa terminaison pour le malade.... et pour le médecin : si ce n'est pas tout, c'est déjà un beau résultat.

Je dois donc prouver : 1° que l'eau sulfo-carbonée est antiseptique ; 2° qu'elle est sans danger.

Je commencerai par ce deuxième point.

CHAPITRE V

L'EAU SULFO-CARBONÉE EST INOFFENSIVE

Pour cela, il faut démontrer que le sulfure de carbone lui-même n'est pas toxique, dans certaines conditions, bien entendu. Or quand ce corps est toxique, c'est par la quantité d'hydrogène sulfuré qu'il contient, comme je le démontrerai tout à l'heure. Il faut donc : 1° que le sulfure de carbone, dissous ou non dans l'eau ne soit pas mis en présence de certains corps qui lui fassent subir un dédoublement chimique.

En tête se trouve *l'alcool*, et peu importe qu'il soit éthylique, méthylique ou amylique, l'alcool en s'oxydant se décompose, en aldéhyde et hydrogène qui rencontrant le sulfure de carbone, corps très avide d'hydrogène produit de l'hydrogène sulfuré probablement par les réactions suivantes, que je donne sous toutes réserves, ne pouvant prouver que ce soit là la réaction qui se produit dans l'organisme :

$$(C^4H^6O^2)^2 + C^2S^4 = (C^4H^4)^2H^2S^2 + (HS)^2 + C^2O^4$$

$$\text{ou } (C^4H^6O^2)^2 + C^2S^4 = (C^4H^4O^2)^2 + H^2S^2 + C^2O^4$$

Aussi, évitons-nous de donner à nos malades pendant le cours de leur fièvre, des alcools en trop grande quantité, ou des corps composés qui peuvent en produire, tels que les hydrates de carbone (amylacées, sucre), et les graisses ; qui, au contact de la salive ou d'autres ferments, forment de la glycose d'abord, de l'alcool ensuite par fermentation de cette glycose, et enfin de l'aldéhyde et de l'hydrogène par déshydratation de cet alcool.

Il s'ensuit que dans les manufactures où des ouvriers manient en grande quantité le sulfure de carbone, ceux qui prennent de l'alcool à dose toxique, c'est-à-dire à cette dose où les tissus en sont sans cesse imprégnés, ceux-là seuls seront intoxiqués par le sulfure de carbone. Le dégagement d'acide sulfhydrique se fait en quelques heures, 1 ou 2 jours au plus, à la température de 15 à 20°, d'après M. Ckiendi-Bey, instantanément à 37°, c'est-à-dire à la température du corps. A cette température quelques gouttes d'extrait de saturne colorent en noir un mélange d'alcool et de sulfure de carbone, en présence de l'eau : cette réaction est caractéristique du dégagement d'hydrogène sulfuré.

Chez les ouvriers non alcooliques, il ne se produit jamais d'accidents par la fabrication du sulfure. Le fait est constaté par les certificats suivants des médecins de ces établissements :

« Je, soussigné, professeur en cette commune de Molfetta, certifie que, depuis 1876, époque à laquelle l'association de Gioia, Spadavecchio et Cie, a bâti, à distance légale, un établissement pour l'extraction de l'huile de marc d'olives au moyen du sulfure de carobne, jusqu'à aujourd'hui, tout le personnel attaché à ce travail n'a donné aucun signe de maladies ni spinales, ni cérébrales, ni pulmonaires. Au contraire, tous les ouvriers jouissent d'une bonne santé. Et pour la vérité, je délivre le présent certificat à la demande de la Société ».

Molfetta, 28 décembre 1884.

Professeur ONOFRIO LEZZA.

« Je, soussigné, docteur en médecine, certifie que du jour où s'est fondé ici, à Milazzo, un établissement pour la fabrication de l'huile par le sulfure de carbone, j'ai été le médecin de la plus grande partie de personnel attaché à l'extraction de l'huile des marcs d'olive et aussi des ouvriers chargés de la fabrication du sulfure de carbone. Pendant cette longue période de temps, je n'ai jamais été consulté par les susdits ouvriers pour l'affaiblissement de leurs organes génitaux ; ils ne se sont jamais plaints du moindre affaiblissement ni de la moindre lassitude des membres inférieurs. En foi de quoi, j'ai délivré le présent certificat pour tel usage qu'il conviendra ».

Milazzo, le 4 novembre 1884.

Dr Pierre Ficolamo.

« Je, soussigné, professeur sanitaire de la commune de Molfetta, province de Bari, certifie que, en 1878, la maison Saguai et Cie, fonda un établissement de sulfure de carbone, à distance légale du pays, où je fais le service médico-chirurgical en cas de nécessité. Or, je dois reconnaître et j'ai la preuve que tous les hommes employés n'ont jamais, jusqu'à présent, souffert de paralysies de l'axe cérébro-spinal, ni d'aucun trouble fonctionnel des organes respiratoires. Au contraire, il est certain que tous jouissent d'une bonne santé, qu'ils sont même préservés des maladies de nature infectieuse et qu'ils ont de nombreux enfants. En foi de quoi, je délivre à la demande de la Société, le présent certificat pour l'usage qu'il conviendra ».

Molfetta, 21 décembre 1884.

Dr Nisio Saverio.

Ainsi donc, voilà un médecin, qui, sans preuves et sans recherche du pouvoir antiseptique du sulfure de carbone, constate qu'il est un excellent moyen prophylactique des maladies infectieuses.

« Je, soussigné, Jean G. Zochios, docteur en médecine de la Faculté de Paris, professeur à l'Université d'Athènes, déclare que dans les usines de MM. Charilaos et Ratti, situées à Eleusis, province de l'Attique, et fondées en 1877, pour la fabrication des huiles d'olive par le sulfure de carbone, il ne s'est déclaré, à ma connaissance, parmi les ouvriers, aucun cas de paralysie des jambes, ni aucun phénomène morbide attribuable à l'action de sulfure de carbone ».

Athènes, le 20 octobre 1884.

JEAN ZOCHIOS.

« Voilà donc une population, dit M. le Dr Sapelier, de « plus de 200 ouvriers respirant par an plus de cinq millions de kilogrammes de sulfure de carbone et chez laquelle on ne note aucun accident. Ici, on ne peut plus, « comme tout à l'heure pour la viticulture, arguer que ce « soit un travail momentané et fait en plein air ; il s'agit « d'un travail continuel et dans les usines. Mais les impuretés du sulfure de carbone, parmi lesquelles l'hydrogène sulfuré, sont chassées en dehors des couches atmosphériques où vivent les ouvriers, et d'autre part le « sulfure de carbone qui s'évapore est pur ou à peu près, « puisque nous avons vu que le mélange de sulfure de « carbone avec l'huile est un excellent moyen de le purifier. Donc, dans les huileries, pas d'accidents parce « qu'il n'y a pas d'hydrogène sulfuré, mais seulement du « sulfure de carbone pur. »

De même au contact de l'ammoniaque, il y a dégagement d'hydrogène sulfuré : « Au rouge, les vapeurs « d'ammoniaque et de sulfure de carbone se transforment « en hydrogène sulfuré et en acide sulfocyanhydrique. « L'ammoniaque aqueuse donne des sulfocarbonates et du sulfocyanate d'ammonium. » (*Dictionnaire de chimie*, article Chimie.). Or, la production de l'ammoniaque ne s'effectuant plus dans les matières fécales soumises à l'action de l'eau sulfocarbonée, comme je le prouverai, et l'intestin n'étant jamais porté au rouge, nous pouvons négliger cette réaction en thérapeutique.

2° Enfin, il faut que le sulfure de carbone soit pur : « le sulfure de carbone du commerce renferme presque « toujours de l'hydrogène sulfuré libre, comme on le « voit en l'agitant avec du nitrate de plomb qui est préci- « pité en noir ; dans ce cas, lorsqu'on chauffe le sulfure « de carbone c'est l'hydrogène sulfuré qui se dégage le « premier. » (Mémoire de Delpech à l'Académie de médecine, 1863).

Il faut donc prouver que si le sulfure de carbone ne contient pas ce gaz éminemment irrespirable et toxique, qui le pénètre si facilement, l'acide sulfhydrique, il n'est pas toxique.

Cette propriété a été pleinement mise en lumière par le Dr Sapelier.

M. Sapelier est complètement en désaccord avec M. Tomassia, professeur de médecine légale à Pavie sur la nocivité du sulfure de carbone. M. Tomassia tue un chien de douze kilogrammes en une demi-heure avec une injection de 12 grammes de sulfure ; il observe d'abord une excitabilité musculaire et sensitive avec dépression respiratoire et cardiaque, puis un collapsus durant 20 minutes.

M. Sapelier n'obtient la mort, sur des cobayes de 500 gram. avec des doses de 1 gr. 60 c., c'est-à-dire beaucoup plus fortes, qu'au bout de 2 heures, et cela, lentement, par une décroissance graduelle des phénomènes vitaux, sans remarquer ces phases distinctes dont parle M. Tomassia. Il conclut avec raison que l'honorable professeur doit ignorer qu'il existe du sulfure de carbone pur et du sulfure impur, et qu'il a vraisemblablement injecté celui-ci, c'est-à-dire celui du commerce.

Par plusieurs expériences extrêmement intéressantes, le Dr Sapelier démontre qu'en injections hypodermiques, le sulfure de carbone produit une escarification notable et que le cobaye ne meurt qu'au bout d'un certain temps à la suite de doses massives, c'est-à-dire de 1 gramme environ par kilogramme du poids de l'animal.

Par la voie stomacale, il faut des doses beaucoup plus grandes encore : c'est ainsi qu'on peut donner jusqu'à 1 gr. 50 par jour de sulfure, par kilogramme du poids du corps, sans produire d'autres phénomènes toxiques que des éructations ou des vomissements. Et chose remarquable, les animaux qui sont morts sous l'action d'ingurgitations considérables de sulfure de carbone pur ont succombé, non sous l'action toxique du *médicament* car ce mot doit d'ores et déjà entrer dans le domaine thérapeutique, mais sous une action toute mécanique produite par l'énorme quantité de gaz que le sulfure, extrêmement volatil, laisse se dégager, à la température du corps; les lésions révélées par l'autopsie, en effet, montrent que l'estomac est considérablement ballonné, qu'il paraît distendu jusqu'à son extrême limite, refoule diaphragme, organes thoraciques, organes abdominaux et organes pelviens, et contient une grande quantité de vapeurs sulfocarbonées; on y trouve à peine quelques gouttes de sulfure liquide; la muqueuse et les parois sont saines.

On peut donc rapprocher, par leur action sur l'estomac,

le sulfure de carbone de l'éther et du chloroforme et lui appliquer ces paroles de Claude Bernard : « L'éther ne « doit être introduit dans les voies digestives qu'avec « précaution, parce que, arrivé dans l'estomac, il se réduit « en vapeur. Chez le chien et les animaux qui ont la « régurgitation facile, cela n'a pas grand inconvénient, « l'animal rend le trop plein. Mais il est des animaux, « tels que le cheval et le lapin chez lesquels cette régurgi- « tation est impossible; l'éther alors crève l'estomac, se « répand en vapeur dans le péritoine, comprime tous les « viscères et l'animal meurt foudroyé par cette compres- « sion qui arrête net les mouvements respiratoires » (*Leçons sur les effets des substances toxiques*).

Je n'ai parlé jusqu'ici que du sulfure de carbone pur et non mélangé à l'eau. Tout autre alors est son action. Il semble que cette rapidité de volatilisation soit réprimée et retardée par l'eau, que, si elle s'effectue, ce ne soit que très lentement et sans produire la distension de l'estomac. En effet, étant donné qu'un litre d'eau, selon les conclusions de M. Dujardin-Beaumetz dissout en moyenne, de 2 gr. à 2 gr. 5 de sulfure de carbone, suivant la température, des chiens ont très bien vécu, très bien mangé, se sont très bien portés en un mot, en ne buvant pendant plusieurs mois que de l'eau ainsi saturée.

Donc, non seulement le sulfure dilué dans une certaine quantité d'un véhicule neutre n'est ni caustique, ni toxique, mais il perd sa rapidité de volatilisation; c'était prévu, c'est logique : le sulfure ne cherche plus à se volatiliser, puisqu'il est déjà volatilisé et retenu dans l'eau ; ce n'est que par un contact prolongé de l'air, dans le laboratoire, que cette eau perd son sulfure et c'est pour cela qu'on recommande de renouveler l'eau chaque fois qu'on puise dans la bouteille; dans l'organisme, au fur et à mesure qu'elle est éliminée, elle cède ses vapeurs, soit à l'urine, soit aux fèces, soit aux tissus qui s'en imprègnent et ainsi s'aseptisent d'une façon lente, progressive, continue.

J'ai moi-même avalé une première fois 250 grammes d'eau sulfocarbonée sans essence de menthe. Elle m'a paru agréable au goût, quoique sentant très légèrement le sulfure; je dirai que si on la prend directement dans un flacon en l'agitant, elle a une odeur de chloroforme, ou plutôt de chair de melon assez agréable, elle laisse dans la bouche une sensation de fraîcheur très comparable à celle produite par de l'alcoolat de menthe additionné d'eau. N'ayant, à la suite de cette injection, constaté chez moi aucun phénomène anormal, j'ai ingurgité le soir même 500 grammes de cette même eau, aromatisée avec du sirop de limons, et en ait fait mon unique boisson, durant trois jours, coupée de vin; je puis évaluer à 5 litres la quantité d'eau sulfocarbonée que j'ai ainsi absorbée. J'ai mangé d'aussi bon appétit qu'à l'ordinaire et n'ai eu ni constipation ni dévoiement, mon ventre n'était nullement ballonné. Dès la fin du premier jour mes garde-robes sont un peu décolorées, mais absolument inodores. Je note un peu de polyurie; un papier d'acétate de plomb placé au-dessus des vapeurs de l'urine en ébullition n'est pas noirci, il n'y a donc pas déboublement du sulfure de carbone et production d'hydrogène sulfuré. L'urine dégage une légère odeur de choux pourri; ce qui semble prouver que le sulfure de carbone y existe en nature.

Le fait ne doit pas surprendre, car on sait que le sulfure de carbone est un corps extrêmement stable. Avec la liqueur de Fehling, réactif du sulfure de carbone découvert par M. Sapelier, l'urine donne un léger précipité noirâtre de sulfure de cuivre que je filtre et fais bouillir avec de l'eau et de l'acide acétique. Cette solution d'acétate de cuivre donne avec une lame de zinc, une couche mince de cuivre métallique. Le sel de cuivre traité par l'ammoniaque donne une coloration bleue qui est de l'oxyde de cuivre ammoniacal. Il ne saurait donc y avoir de doute sur la nature du précipité. Du sucre dissous dans l'urine ne serait pas la cause du précipité, car l'urine ne dévie pas à droite la lumière polarisée, il n'y a pas non plus d'albumine; la réaction d'indican avec l'éther et l'acide azotique ne se forme pas. Donc, l'urine est normale et le sulfure y existe en nature. Nous démontrerons de plus qu'elle est aseptisée.

Ces urines sont acides et rougissent le tournesol. Abandonnées dans un vase pendant 36 heures, la température ambiante étant de 22° en moyenne, elles n'ont pas d'odeur ammoniacale et sont toujours acides; au bout de 38 heures elles ont perdu leur odeur de choux digéré; 2 heures après je sens une légère odeur d'alcali. Le papier de tournesol bleuit légèrement; au bout de 45 heures elles sont franchement ammoniacales et le papier de tournesol rouge bleuit rapidement.

Je ferai voir, quand je démontrerai le pouvoir antiseptique de l'eau sulfocarbonée que cette putréfaction se produit parce que le sulfure de carbone dissous dans l'eau s'évapore à la longue. — Ayant sué dans la journée je remarque que ma sueur sent non le chou, mais le chloroforme. Mes camarades qui ne sont pas prévenus de l'expérience à laquelle je me livre me regardent avec surprise et croient devoir m'avertir obligeamment que j'exhale une odeur peu agréable. Un jour après, mon haleine sent encore un peu le sulfure; après 48 heures, mes urines sont absolument normales ; elles deviennent franchement ammoniacales au bout de 18 heures.

Les malades, nous le verrons plus tard d'une façon complète, présentent des phénomènes analogues ; mais, chose étrange, ils répandent moins cette odeur spéciale, le poumon élimine moins de vapeurs sulfo-carbonées, l'haleine est moins mauvaise, mais les garde-robes sont plus décolorées ; il semble que le sulfure rencontrant dans l'intestin des matières plus diluées, plus fétides, surchargées de cellules désorganisées et de ferments actifs, ses vapeurs s'y fixent avec plus d'énergie et d'opiniâtreté et sont spécialement utilisées à la destruction de ces germes morbides.

Enfin, la température du corps aide puissamment cette lente volatilisation du sulfure, et partant, sa fixation sur les organismes inférieurs : « La solution du sulfure de « carbone dans l'eau, disent MM. Chancel et Parmentier « (janvier 1885), diminue à mesure que la température « s'élève. Le sulfure de carbone se conduit, au point de « vue de sa solubilité, comme le font les gaz qui n'ont « aucune action chimique sur leur dissolvant; cependant « ce corps forme avec l'eau plusieurs hydrates, peu sta- « bles, il est vrai. »

Cependant il se forme de l'acide sulfhydrique, à une température élevée, 100°, ce qui nous importe peu en médecine ; et encore il faut que l'ébullition se prolonge : « L'eau sulfocarbonée, dit M. Péligot, alors même que sa « saturation n'est pas atteinte, présente une saveur « sucrée et brûlante ; son odeur, qu'elle conserve long- « temps lorsqu'elle est soumise à l'évaporation sponta- « née, rappelle celle du chloroforme. Portée à l'ébullition,

« elle laisse dégager le sulfure de carbone; ce corps ne « devient libre qu'autant que cette ébullition est vive et « prolongée : l'eau qui se condense en même temps ren« ferme des traces d'acide sulfhydrique et colore en noir « un sel de plomb. La dissolution avant d'être soumise « à l'action de la chaleur, ne fournit aucune coloration.» (Ac. Sc., octobre 1884). Donc, à la température du corps, 37°, nul danger que l'hydrogène sulfuré se produise.

Ici, je puis noter un fait remarquable : chez les animaux empoisonnés par l'absorption intestinale d'une grande quantité de sulfure pur, on trouve une énorme distension de l'estomac et une congestion intense des organes abdominaux, provenant du pouvoir colossal de volatilisation du sulfure de carbone : l'animal meurt par une sorte de traumatisme.

L'homme au contraire paraît beaucoup plus réfractaire puisque, dans les tentatives d'empoisonnement par cette substance, rapportées par le Dr Pitois, professeur de thérapeutique à l'école de Rennes (1878), par le professeur Tomassia, par M. A. H. Douglas, les malades ont parfaitement guéri malgré l'ingestion de 12,57 et 32 grammes de sulfure de carbone, non mélangé à l'eau, à jeun et en une fois.

Or un corps chimique qui peut être avalé sans danger à la dose de 57 grammes, peut-il être appelé toxique?

Mêlé à l'eau dans la proportion de 50 pour 1000 (5 grammes environ sont dissous et 45 grammes à l'état libre) le sulfure de carbone est inoffensif.

En voici la preuve :

Mon excellent maître, M. le Dr Dujardin-Beaumetz ordonne à un de ses clients habitant la province l'usage de l'eau sulfocarbonée pour un cas de dyspepsie putride avec dilatation de l'estomac. Au bout de 7 jours, le malade enchanté et presque guéri vient remercier M. Dujardin-Beaumetz et le féliciter de sa prescription : il a consciencieusement avalé *tout son mélange*, non seulement l'eau, mais ensemble les 23 grammes de sulfure libre que contient chaque ballon.

Un chimiste, que connaît M. Sapelier a pour le sulfure de carbone un véritable culte. Il prend à son dessert un verre à Bordeaux d'une liqueur composée de 250 grammes d'eau et de 100 grammes de sulfure ; et il boit eau et sulfure en nature; il emploie également ce mélange comme dentifrice, comme eau de toilette, et même comme eau de senteur ! depuis 8 mois qu'il suit ce régime original, dont il est littéralement charmé, il vit dans une atmosphère de sulfure de carbone et se trouve en parfaite santé.

L'intérêt de la science et celui de ma thèse, n'ont pu me donner le courage d'essayer de ce régime.

Mais non seulement l'eau sulfocarbonée s'élimine fort bien en tant que sulfure par toutes les portes que lui ouvre l'organisme (rein, poumon, peau, intestin), non seulement elle est inoffensive, mais encore et par-dessus tout, elle constitue un antifermentescible puissant, un antimicrobien de premier ordre.

CHAPITRE VI

L'EAU SULFO-CARBONÉE EST ANTISEPTIQUE

Pour le démontrer, j'ai à entrer dans certains développements sur la putréfaction intestinale et l'origine des deux germes que je mentionnais (ptomaïne et bacille infectieux). Deux ordres de phénomènes sont à étudier : 1° les matières fécales; 2° l'urine qui reflète tout ce qui se passe dans l'intestin.

« Trois ordres de corps nous a dit M. le Dr Dujardin-« Beaumetz, témoignant des fermentations putrides que « subissent les matières contenues dans l'intestin. Ce sont « des microorganismes, des alcalis cadavériques. Enfin « des produits spéciaux tels que l'indol, le skatol, qui pro-« viennent des modifications subies par les matières al-« buminoïdes. (Conférences de thérapeutique de l'hôpi-« tal Cochin, inédites.)

§ 1er. — LES MATIÈRES FÉCALES

A. *La putréfaction.* — Le dernier terme de la putréfaction intestinale, comme celui de la putréfaction cadavérique est un corps organisé et vivant, très instable, très toxique, la ptomaïne. Au point de vue chimique comme au point de vue physiologique ce corps présente toutes les réactions et toutes les propriétés des alcaloïdes végétaux : il se rapproche surtout de l'atropine, de la delphine, de la cicutine ; l'intoxication par tous ces alcaloïdes présente de grandes analogies : Car les ptomaïnes sont des poisons endogènes pouvant déterminer des autotoxémies putrides.

« Les ptomaïnes, dit le Dr Netter, chef de clinique de « M. le professeur Jaccoud, exercent une action réduc- « trice instantanée sur le cyanoferride de potasse qu'elles « transforment en cyanoferrure, qui donnera lieu à une « coloration bleu de Prusse si on le fait agir sur le per- « chlorure de fer. Seules la morphine, l'atropine... parmi « les alcaloïdes végétaux ont la même propriété et elles « donnent des réactions assez caractéristiques pour qu'il « ne puisse y avoir erreur. (Revue critique, 1884.)

Or la réaction ne se forme plus quand les matières fécales sont rendues antiseptiques; elles perdent donc alors leur pouvoir toxique.

Tous les auteurs ne sont pas absolument d'accord sur ces résidus vivants, bien qu'admettant des produits à peu près analogues. Dans un travail intitulé : DE ORTU ET DE FLUVII CAPILLORUM ; *de vivis animalculis existentibus in excrementis equi urina et limo*, Leeuwenhœck démontre que dans toute selle diarrhéique d'origine quelconque, on trouve : 1° des animalcules animés de mouvements analogues à ceux des serpents, semblables à l'anguillule du vinaigre, mais beaucoup plus petits puisque pour arriver à cette dimension, il faudrait en mettre 50 ou 60 à la file. Leur dimension est encore trop grande pour qu'ils puissent à l'état physiologique passer dans le courant sanguin; et cependant leur grandeur ne mesure que la sixième partie du globule rouge !

2° Des corpuscules plus longs que larges ayant des pattes à leur partie inférieure.

On voit combien est vague la description de ces derniers corpuscules.

Une chose est à retenir : c'est que hors de l'état physiologique, par conséquent dans le choléra, la fièvre typhoïde, la dysenterie essentielle, etc., ces animalcules peuvent passer dans la circulation si, dans l'intestin même, on ne les revêt pas d'un milieu où ils ne puissent se développer.

Nothnagel est plus explicite et classe ainsi ces microbes intestinaux ; il décrit :

1° Des bâtonnets et des bactéries arrondies ; il y en a des centaines de millions dans une seule selle. Les coccos sont plus abondants dans les selles consistantes, les bâtonnets dans les selles liquides. Souvent les coccos sont agglutinés dans une gangue gélatineuse et disposés en chapelets.

2° Le bacillus subtilis de Cohn.

3° Le saccharomyces, ou champignon de la levûre.

4° Le clostridium, organisme en bâtonnet, qui est tantôt elliptique, tantôt losangique ; il est analogue au ferment butyrique de Prasmowsky et se colore en bleu avec la teinture d'iode.

5° Un autre organisme, que colore aussi l'iode, plus petit et qui paraît être le mycoderma pasteurianum.

On trouve encore dans les matières fécales la stercorine (Flint), l'excrétine, l'acide excrétoléique, d'origine biliaire, enfin l'indol, le skatol et le phénol. L'indol est dans l'intestin grêle et dans les selles de certaines espèces animales : mais dans les fèces de l'homme il est remplacé par un produit isomère, le skatol, ainsi que l'ont démontré MM. Secrétan, Brieger et Mencki, enfin un corps important qui peut jouer un certain rôle dans les procédés de la désinfection naturelle de ces matières, le phénol signalé par Baumann.

Comme conclusion « les alcaloïdes des matières fécales,

« dit M. le professeur Bouchard, sont multiples. Il en « est qui sont solubles dans l'éther, d'autres insolubles « dans l'éther, sont solubles dans le chloroforme. Ces « derniers sont généralement plus abondants que les « alcaloïdes solubles dans l'éther. Traités par l'iodure « double de mercure et de potassium, il en est qui don- « nent un précipité insoluble à froid, à la façon de la « quinine ou de la strychnine ; il en est qui donnent un pré- « cipité à peine marqué à la façon de la morphine, mais qui « précipitent abondamment par le réactif iodo-ioduré. Les « alcaloïdes extraits par l'éther donnent d'ordinaire une « coloration bleue immédiate en présence d'un mélange « de ferricyanure de potassium et de perchlorure de fer. « La formation du bleu de Prusse s'est faite très lente- « ment à l'aide d'alcaloïdes extraits par le chloroforme ».

On le voit, il y a dans les matières fécales, même produites normalement, une quantité énorme de principes éminemment toxiques, puisque la dose d'une seringue de Pravaz, c'est-à-dire 1 centimètre cube d'une solution de matières fécales tue infailliblement avec une grande rapidité. Voici l'expérience que fait Stich : « J'injecte dans la « veine jugulaire d'un chien trois onces d'un liquide « ainsi obtenu : de l'eau distillée a été mélangée aux « selles de cet animal, prises aussitôt après l'excrétion; « on fait filtrer ce liquide à froid, de façon à empêcher « toute décomposition. La filtration est liquide au bout « de 2 heures; aussitôt après je fais l'injection. Le chien « est mort présentant les symptômes et les lésions de « l'intoxication putride...... chaque animal porte donc à « l'état de santé des substances putrides qui suffiraient à « tuer des milliers de ses semblables si on venait à les « injecter dans le sang ». Or, nous verrons quand nous étudierons la désinfection de ces matières par l'eau sulfo-carbonée que la quantité injectée par Stich est bien au-dessus de celle qui peut produire la mort, puisque 1 gr. d'injection suffit à tuer un cobaye.

Si à l'état physiologique ces éléments toxiques que porte chaque animal ne l'empoisonnent pas, si la muqueuse est saine, s'il n'y a pas d'ulcérations qui leur permettent de passer dans les canaux lymphatiques et sanguins, si le rein fonctionne parfaitement, il n'y aura pas d'accidents ; mais que les produits de la putréfaction intestinale soient résorbés par l'intestin et nous verrons apparaître la stercorémie, que ces produits prêts à être éliminés par le rein ne puissent l'être, le filtre rénal étant encrassé, et nous verrons apparaître l'urémie : Or, urémie et stercorémie sont des phénomène identiques, ainsi que l'a magistralement démontré M. Bouchard.

Donc, si l'intestin est ulcéré, si les canaux sanguins y présentent une bouche continuellement ouverte, prête à absorber ces poisons, si le rein est atteint, nécessité absolue d'agir vigoureusement en neutralisant ces germes.

Aseptisés en partie dans l'intestin à l'état physiologique par le suc gastrique, l'acide phénique naturel, la bile, ce merveilleux antiseptique, il conserveront à l'état morbide toute leur puissance, toute leur action. Et dans ce cas, la septicémie, l'auto-intoxication putride, se produira : 1° par excès de production d'éléments putrides surtout au niveau des ulcérations intestinales, excellents terrains de fermentation ; 2° par excès d'absorption à ce niveau.

C'est ce qui ressort des travaux faits jusqu'à ce jour, entre autres celui de M. Humbert (des septicémies intestinales). Appliquant ce phénomène à la fièvre typhoïde,

M. Humbert la décrit comme *une septicémie sans rétention.*

Il existe donc une peptone due à la putréfaction, toute prête à passer dans l'organisme si elle trouve une issue et qui ne diffère de celle produite par le suc gastrique que par ses propriétés.

M. Humbert donne une hypothèse fort plausible c'est que, tous les phénomènes si graves de l'occlusion intestinale, à la suite de hernie étranglée par exemple, d'invagination, de volvulus, sont dus à une absorption putride, à une septicémie intestinale.

« Combien de fois, dit le Dr Netter, dans le cours « d'une fièvre continue ne voyons-nous pas la fièvre, les « accidents généraux datant de plusieurs jours, dispa- « raître à la suite d'une évacuation amenée par un vomi- « tif. M. Verneuil considère une pareille rétention « comme un groupe important des fièvres traumatiques » (*Loc. cit.*).

« Dans le choléra, dit M. Bouchard, les selles renfer- « ment des poisons putrides en abondance. J'ai pu extraire « de 12 grammes de ces matières des alcaloïdes en quan- « tités telles que je les évalue approximativement à plus « de 15 milligrammes par kilogramme. »

MM. Kussmaul et Dujardin-Beaumetz admettent que la putréfaction qui se passe dans l'estomac dilaté contribue à irriter celui-ci : la cessation de ces fermentations est un des effets importants de l'emploi de la pompe pour le premier, de l'usage du lavage et de l'eau sulfo-carbonée combinés pour notre maître. M. le professeur Bouchard va encore plus loin, il fait de la dilatation stomacale la manifestation la plus importante d'une diathèse, concurremment avec la nodosité phalango-phalanginienne; et il donne un rôle extrêmement important aux alcaloïdes formés dans la dilatation de l'estomac pour expliquer les nombreuses complications tributaires de cette maladie.

Ne puis-je pas avancer timidement que l'estomac qui fabrique la peptone physiologique et saine, fabrique aussi la peptone pathologique et toxique? Qu'il se produit peut-être dans les accidents de l'occlusion intestinale une incontinence par rétention et que les matières regorgent vers l'estomac, que la peptone y devient la ptomaïne et est absorbée par ce puissant organe de la digestion?

Quoi qu'il en soit, plus la muqueuse intestinale, s'éloigne de l'état physiologique pour se rapprocher de l'état morbide, moins elle produit de peptones pour élaborer plus de ptomaïnes, et il vient un moment où, ulcérée et atteinte, elle résorbe elle-même ses propres produits.

Voilà donc un premier point éclairci : si par un antiseptique absorbable et actif, on ne met pas fin à cette production et à cette consommation illimitées d'éléments putrides, on ne fait rien pour sauver son malade.

B. *La spécificité.* — Mais il nous reste un second germe à étudier plus actif encore que le premier, car il est l'essence de la maladie infectieuse, c'est le bacille. Analysons sa manière d'être pour voir si réellement nous pouvons quelque chose contre lui. Je n'ai en vue ici que le proto-organisme de la fièvre typhoïde; l'eau sulfocarbonée ne s'étant montrée jusqu'ici vraiment active et efficace que dans cette maladie infectieuse.

Après les études de Signol, Tigri, Mégnin, Coze, Feltz, von Recklingausen, Klein, Sokoloff, Fischl, Koch, Éberth, etc., M. le professeur Germain Sée, il n'y a pas encore deux ans, admettait pour le typhus abdominal, c'est-à-dire pour une seule maladie, 3 germes « 3 parasites « qui accompagnent *assez régulièrement* le typhus : 1° Les « micrococci sont plus rares et présentent de l'analogie « avec les micrococci qui, dans d'autres maladies, pénè- « trent secondairement dans les tissus. — Ils ont ici « également une signification secondaire. — Il reste « surtout la série des schisomycètes. 2° Les bacilli de « Klebs. 3° Et ceux d'Eberth. Ceux-ci sont courts et « épais, tandis que Klebs les considère comme longs et « minces et les trouve surtout sur les parties où débute « la maladie principalement sur les parties nécrotiques « de l'intestin. — Selon Koch, les bacilli qu'on retrouve « en effet dans ces parties nécrosées sont ceux de Klebs; « mais en général tous les bacilli trouvés dans les couches « profondes de la muqueuse, sont ceux d'Eberth. Ce sont « ceux qui ont le rapport le plus net avec la fièvre typhoïde » (Bulletin de l'Académie de médecine, 1883).

Ce dernier est devenu depuis le bacille en navette.

Mais, à l'encontre de Friedlaüder et d'Eberth, Gafky décrivait un autre bacille, qu'il colorait avec une merveilleuse facilité; il se défendait sans preuves, mais avec une éloquente insistance de la petite objection qu'on lui faisait : c'est qu'il colorait indistinctement tout ce qui était proto-organisme, surtout ceux de la putréfaction.

A ce moment donc, en 1883, les Allemands décrivaient trois bacilles : c'était trois de trop, car un peu de jour se faisant en 1884 dans leur esprit, ils isolent un bacille particulier, avec beaucoup plus de difficulté : mais si Eberth, Mayer, Friedlaüder et Gafky sont unanimes pour le retrouver sans cesse dans toutes les selles des typhiques, et dans celles-là seulement, il s'entendent assez peu sur sa configuration et sa structure. Gafky est surtout en désaccord avec ses compatriotes : « Une structure particulière, dit Gafky, a déjà été signalée dans les bacilles « colorés par Mayer, puis étudiée plus en détail par « Friedlaüder. — Dans la substance des bâtonnets, qui, « partout ailleurs était également colorée, ces auteurs « trouvèrent des parties non colorées, rondes ou elliptiques. Elles occupaient la moitié et jusqu'aux trois « quarts de la longueur du bacille, elles se trouvaient « généralement à son milieu, plus rarement sur les bords, « où elles avaient alors l'aspect d'une entaille demi-circulaire. Le Dr Friedlaüder m'a montré ces préparations.

« Dans les miennes, je n'ai jamais trouvé cela aussi « distinctement ; il m'a cependant semblé que parfois le « contenu des bacilles ne se colorait pas partout également. En tous cas, les spores que j'ai trouvées dans « leur intérieur et qui occupent toute la largeur du bacille, ne sont pas identiques avec ces parties ne se colorant pas et étant limitées à une certaine étendue de « la longueur du bacille. » — Selon lui ces bacilles habiteraient particulièrement les plaques de Peyer, les follicules isolés et les couches profondes de la muqueuse ; cependant ils existent aussi dans la rate et les capillaires rénaux.

Voici comment les obtient Gafky : il coupe le tissu en bandes minces, qu'il durcit dans l'alcool ; elles séjournent un jour dans une solution alcoolique saturée de bleu de méthylène et d'eau distillée ; puis, lavées à l'eau, déshydratées par l'alcool à 90, elles sont éclairées à l'essence de térébenthine et montées dans le baume de Canada.

Ces bacilles peuvent être cultivés sur des plaques de gélatine (sans jamais en produire la liquéfaction, d'où Gafky conclut qu'ils ne sont jamais facteurs de putréfaction), sur du sérum de mouton qu'on gélatinise auparavant et qu'on rend stérile, sur du bouillon, du jus de carottes, des tranches de pommes de terre bouillies, etc.

Le Dr Artaud (Thèse de Paris, 1885) résume ainsi ces bacilles de culture de Gafki : « Ces bacilles sont doués « d'un mouvement propre, ils se colorent moins bien par « les couleurs d'aniline que les autres bacilles, ils ne « liquéfient pas la gélatine..... ils forment des spores « terminales. »

Il appartenait au Dr Hippolyte Martin et à M. Artaud, le premier chef de clinique, le second interne de M. le professeur Grancher, d'éclairer d'une vive lumière cette question, rendue si difficile, et si obscurcie par les procédés de recherche extrêmement confus et compliqués de l'école allemande, d'y porter la clarté, la simplicité et la méthode de l'école française, et de guider ces savants dans l'inextricable chaos qu'ils avaient eux-mêmes créé.

M. le Dr Artaud recherche ainsi le bacille : « On étale « entre deux lamelles un petit fragment de pulpe de rate « ou de ganglion, de la même manière qu'on dispose un « crachat pour la recherche du bacille tuberculeux. On « sèche légèrement les lamelles au-dessus de la flamme « d'une lampe à alcool, puis on les immerge pendant dix « minutes dans la solution de bleu de méthylène que l'on « a portée au préalable à l'ébullition dans un tube à essai. « Puis les lamelles retirées du bain colorant sont lavées « à l'eau distillée, séchées entre deux feuilles de papier à « filtre, éclaircies par l'essence de girofle et montées « dans le baume.....

« Le bacille typhique est un bâtonnet à extrémités ar- « rondies, affectant souvent la forme d'une olive ou d'une « petite balle. Il est en moyenne trois fois plus long que

« large : sa longueur est celle d'un globule rouge du « sang, c'est-à-dire 5 à 6 μ. Parfois, il est plus petit, n'a « que 3 à 4 μ; parfois, aussi, il atteint des dimensions « doubles. Sa caractéristique, lorsqu'il a subi l'action des « matières colorantes, est de présenter un centre clair, « à peine teinté, et deux extrémités très colorées. Ce fait « lui donne un aspect tout spécial et le fait ressembler à « une petite navette, d'où le nom de *bacille en navette* « qu'on peut volontiers lui attribuer. »

La chose est donc jugée.

Si j'ai ainsi résumé et analysé les travaux faits pour arriver à la découverte du bacille en navette, c'est afin d'en mieux faire ressortir les caractères ; la règle ainsi formulée par M. Bouley : *toute maladie virulente est fonction de microbe*, est une fois de plus confirmée ; par ses propriétés, le bacille en navette comme tous les bacilles est justiciable en thérapeutique de l'action des antiseptiques ; il habite l'intestin grêle, mais par sa taille qui est celle de l'hématie, il peut infecter l'organisme. Il nous faut donc un médicament antiseptique, et inoffensif pour le corps humain, tel que l'eau sulfocarbonée qui atteigne le bacille à son lieu d'origine, dans la sous-muqueuse du jéjunum, de l'iléon et qui, absorbé et éliminé par toutes les voies naturelles, traverse l'organisme avec le bacille, le poursuive et puisse l'atteindre jusque dans le sang.

Mais il existe une humeur normale qui est en quelque sorte le miroir fidèle de la scène dont l'organisme et l'intestin en particulier, sont le théâtre, c'est l'urine : nous y retrouvons nos peptomaïnes, notre eau sulfocarbonée, il importe donc de l'étudier surtout au point de vue de la putréfaction intestinale, dans la fièvre typhoïde.

§ 2. — L'URINE

« Les alcaloïdes des urines normales, dit M. le profes-
« seur Bouchard, représentent une partie des alcaloïdes de
« l'intestin absorbés par la muqueuse digestive et élimi-
« nés par les reins. »

Toute la question est là.

Une partie des matériaux azotés, d'après Netter qui complète la phrase de M. Bouchard, passe dans la circulation, le rein les élimine et leur dosage dans l'urine donne des renseignements précieux sur l'état, ou la quantité de la putréfaction intestinale.

Cependant tous ces produits qui de l'intestin entrent dans la circulation générale n'arrivent pas intégralement dans l'urine, divers organes sont chargés de détruire ou de neutraliser les plus nuisibles; mais s'ils ne sont détruits ou neutralisés qu'en quantité insuffisante, ou ce qui revient au même, s'ils sont formés et absorbés en trop grande quantité, il y aura suivant leur abondance, plus ou moins de troubles, qui viendront entraver le fonctionnement régulier de l'organisme et l'urine encore nous guidera dans la recherche de ces troubles.

Si, par exemple, la putréfaction intestinale est active, la quantité d'alcaloïdes normaux mentionnés par M. Bouchard, augmentera en raison directe de cette putréfaction. Si, au contraire, d'après M. de Jougle, on donne du phénol, cette quantité diminuera en raison directe de ce phénol ingéré. Nous aurons donc à choisir un médicament antiseptique, comme l'eau sulfocarbonée, qui mieux tolérée que le phénol remplira le même rôle, et ici encore l'examen de l'urine nous montrera cette action.

On trouve dans l'urine, dérivant des fermentations intestinales : de l'acide acétique et de l'acide formique, trouvés par Thudichum, de la cyanourine, corps voisin de l'indigo, trouvée par Braconnot ; à cette cyanourine est due la couleur bleuâtre que prend l'urine par le repos, quelques heures après son émission. Cette cyanourine est surtout visible si on ajoute dans l'urine un acide quelconque, acétique, oxalique, tartrique, azotique... Selon Heller cette coloration bleuâtre est due à l'oxydation du pigment urinaire *normal*, l'uroxanthine, qui, en s'oxydant à son tour, se dédouble en deux nouveaux pigments, l'uroglaucine et l'urorubine. Or, si la putréfaction intestinale augmente, si ses produits sont en partie résorbés, le pigment biliaire augmente aussi notablement.

Cette uroglaucine d'après Kletzinsky est identique au bleu d'indigo. Hoppe Seyler et Schunck démontrent la constance de *l'indican* urinaire et son analogie avec la substance colorante des plantes.

« La pastel ou Isatis tinctoria, écrit M. le professeur « Würtz renferme un principe incolore susceptible de « se dédoubler sous certaines influences en indigotine « ou composés analogues, et en une matière sucrée l'indi- « glucine. Ce glucoside qui a reçu le nom *d'indican* « existe probablement dans les autres plantes suscep- « tibles de fournir l'indigo.

« Certaines urines *pathologiques* possèdent la remar- « quable propriété de déposer, soit du bleu d'indigo, soit « de l'indirubine sous l'influence d'une fermentation « spontanée, ou après addition d'acide; on attribue ce « phénomène à la présence de l'indican qui ne ferait « pas défaut dans l'urine normale, quoique en moindre « proportion que dans certaines urines pathologiques.

D'après Schunck la composition de l'indican peut être représentée par la formule atomique $C^{26}H^{31}AzO^{17}$; il est tellement altérable qu'une petite modification de température suffit à le modifier. Brusquement chauffé il émet des vapeurs qui peuvent se condenser sous forme d'huile. — La solution aqueuse abandonnée à l'évaporation spontanée, ou mieux encore chauffée, subit des transformations multiples ; si on y ajoute un des acides mentionnés plus haut on obtient un dépôt floconneux qui passe du bleu au brun; dans le liquide restent de l'indiglucine ($C^6H^{10}O^6$), de la leucine et des acides volatils (acétique, carbonique, propionique, formique). Quant au dépôt floconneux, il est formé, toujours d'après Schunck, d'indihumine, d'indifuscine, d'indirétine, solubles dans les solutions alcalines ; d'indifulvine (α et β), d'indirubine soluble dans l'alcool, d'indigotine insoluble dans l'alcool et les alcalis. Schunck indique de quelle façon se produisent ces réactions, en donne les formules, et entre dans les détails chimiques qui ne peuvent nous intéresser ici.

Ces théories de Heller, Hoppe Seyler et Schunck ont été démolies par Thudichum et Jaffé, et définitivement reconstruites par Nencki, Masson et Senator.

Notons encore dans l'urine les acides taurylique, damalique et damalurique ; le phénol que nous trouvions aussi dans les selles ; il a été trouvé dans l'urine par Stadeler ; depuis, Buliginsky et surtout Bauman en 1876 ont démontré que ce phénol n'y est pas libre et que le corps qui le contient est un acide sulfoconjugué, l'acide phénylsulfurique.

La plupart des substances aromatiques de l'urine sont représentées dans des combinaisons analogues, entre autres le skatol, l'indol et le crésol.

Donc, l'urine renferme, surtout à l'état pathologique des substances putrides, indiquées par la quantité d'indican et des alcaloïdes qui sont, d'après M. Bouchard, 40 à 50 fois plus nombreux encore dans le cas de diarrhée putride. Ce fait sera d'une grande importance quand nous étudierons la modification que leur fait subir le traitement par l'eau sulfocarbonée.

Mais pour être complet, sait-on exactement quelle est cette matière toxique de l'urine qui dérive de la putréfaction intestinale ? M. le professeur Gabriel Pouchet la décrit ainsi : « Corps qui se comporte comme un alca-« loïde, cristallise difficilement par une longue évapora-« tion dans le vide en aiguilles délicates, déliquescentes, « fort peu solubles dans l'alcool, insolubles dans l'éther, « à réaction faiblement alcaline et susceptible de former « avec des acides des sels cristallisables. Le chlorhydrate « forme des pinceaux, de longues et fines aiguilles grou-« pées en sphères régulières ; j'ai réussi à effectuer des « combinaisons de ce chlorhydrate avec des sels de pla-« tine, d'or et de mercure. »

Or, M. le professeur Armand Gautier obtient par la putréfaction de la fibrine un corps en tous points identique. Ce fait me dispense de commentaires.

Enfin, en 1883, Schiffer prétend trouver une deuxième substance toxique : je ne la décrirai pas, ne saisissant pas son rapport avec la putréfaction intestinale.

Lorsqu'on injecte dans les veines l'alcaloïde décrit par M. Pouchet, on observe deux phases dans l'intoxication. 1° dépression ; 2° irritation avec convulsions toniques et cloniques ; le cœur continue de battre quelque temps après la mort et s'arrête en systole.

Enfin le 31 décembre 1883, M. Pouchet publie à l'Académie des sciences, ses dernières conclusions : « Mes « premières expériences, dit-il, me conduisaient déjà à « envisager, sinon comme identiques, du moins comme « très voisins, les composés de nature alcaloïque existant « normalement dans l'urine, les fèces, les diverses excré- « tions en un mot, et ceux qui prennent naissance dans « la putréfaction à l'abri de l'air, des matières protéiques, « albumine, caséine, gluten, fibrine, ou des cadavres, ou « des divers organes de l'économie, foie, poumons, cer- « veau.

« Les divers composés alcaloïques que l'on peut retirer « tant des humeurs normales que des substances en putré- « faction, sont bien certainement constitués par des « mélanges, et, très probablement, si je m'en rapporte « seulement à quelques analyses, par des mélanges de « corps analogues, circonstances qui viennent encore « ajouter aux difficultés de leur étude et de leur sépara- « tion. »

Et M. Pouchet décrit ainsi les deux groupes toxiques qu'il retire définitivement de l'urine; ils sont analogues à ceux des matières fécales et aux alcaloïdes en général : « Partie liquide, difficilement coagulable, pour laquelle je propose de réserver le nom de matière extractive de l'urine, précipitée par les réactifs généraux des alcaloïdes, neutre aux réactifs colorés, assez altérable à l'air, résinifiée par l'acide chlorhydrique et rapidement oxydée par l'addition du chlorure de platine à sa solution. Son analyse conduit d'une façon constante à la formule $C^3H^5AzO^2$.

« De la partie dialysable, j'ai pu retirer une substance qui se présente en cristaux fusiformes groupés en sphères régulières, solubles dans l'alcool faible, presque insolubles dans l'alcool concentré, insolubles dans l'éther, à réaction faiblement alcaline, et susceptibles de former des sels cristallisés avec les acides. Sa formule parait être $C^7H^{12}AzO^4$ et $C^3H^{14}Az^4O^2$ ».

Ainsi donc, il est bien prouvé à cette heure que dans l'urine nous trouvons la plupart des matériaux produits par la putréfaction intestinale. L'indican urinaire, de plus, se produit toutes les fois qu'il y a de plus grandes parties d'indol produit et absorbé, c'est-à-dire toutes les fois que les matières stagnent dans l'intestin grêle ; au contraire la stagnation dans le gros intestin ne paraît pas augmenter la quantité d'indol, mais donner naissance à d'autres dérivés de la putréfaction, tels que le skatol.

L'indol se produit, et par conséquent l'indican se trouve dans les urines, dans toutes les affections de l'abdomen, dans toutes les lésions de l'appareil digestif entier, depuis le cancer du foie et de l'œsophage jusqu'à la gastrite aiguë et la gastrite chronique; mais surtout dans le choléra nostras, la péritonite, la diarrhée des phthisiques, et en première ligne dans la fièvre typhoïde. Dans cette dernière maladie, les matières doivent donc être artificiellement purifiées par l'action médicale, car si l'indol augmente, la quantité de phénol diminue. Le contraire a lieu quand la putréfaction se produit dans des organes étrangers au tube digestif (gangrène pulmonaire, eschare sacrée des myélites), etc.

Selmi dit que les ptomaïnes ne se trouvent que dans les urines des maladies infectieuses, dans les maladies à *sphacèle interne* : « elles peuvent résulter de la désassimilation cellulaire comme de l'activité des bactéries. » (Netter).

Cette condition du sphacèle interne, n'est-elle pas

pleinement réalisée dans la fièvre typhoïde? Envisageons donc le moyen de le prévenir ou d'en neutraliser les effets.

Antiseptie des matières fécales. — Nous ne saurions prétendre que l'eau sulfocarbonée soit un remède spécifique de la fièvre typhoïde.

Ce remède spécifique, si nous le possédons pour certaines maladies (ex. la quinine dans la malaria), si pour des maladies dyscrasiques et à la fois à manifestations extérieures, visibles et tangibles, comme la syphilis, nous pouvons agir en même temps sur l'état général par le mercure, et traiter les accidents qui tombent sous les sens (par exemple, le chancre par l'iodoforme, les syphilides par le nitrate d'argent, et le sublimé, etc.), c'est-à-dire réaliser ce degré le plus élevé de la médication parfaite : traitement de l'effet et traitement de la cause, il n'en est pas ainsi pour les maladies générales à prédominance intestinale : à l'heure actuelle, nous ne possédons pas de traitement spécifique contre l'élément spécifique de la dothiénentérie. Nous ne pouvons faire qu'une thérapeutique de symptômes, en choisissant, il est vrai, le symptôme le plus grave et le plus fixe, celui qui entraîne la plupart des complications de la fièvre continue.

Toutes les méthodes antérieures ont eu pour but de combattre les formes ataxique, adynamique, abdominale, thoracique... du typhus abdominal ; sitôt qu'une complication se produisait, on s'empressait de la combattre, sans vouloir reconnaître que la plupart des complications étaient dues à la localisation intestinale de la maladie, sans vouloir reconnaître qu'il fallait attaquer la maladie à sa source primitive, ou tout au moins à son lieu de prédilection, l'intestin grêle. D'autres médecins ont prétendu qu'il fallait à tout prix maintenir la température abaissée, ne voyant que l'hyperthermie dans la fièvre typhoïde, et refusant de reconnaître que cette hyperthermie n'est qu'une résultante et que jamais en enlevant un effet, on n'a enlevé une cause; telle est la méthode de l'école anglaise qui soutient qu'en abaissant la température d'une façon continue on supprime la fièvre continue, l'expérimentateur réglant sa fièvre à sa fantaisie, pourvu qu'il la prenne au début.

Car ce n'est là que pure fantaisie et dangereuse expérimentation. Combien doit-être poignante l'angoisse d'un médecin qui n'est pas anglais quand il plonge tout à coup dans un bain de 15° un malade dont la fièvre s'élève à 41°. alors surtout qu'il est démontré que s'il n'est pas funeste, le traitement est tout au moins incertain!

Est-ce à dire qu'il faille rejeter absolument du domaine de la thérapeutique l'emploi des antithermiques dans la fièvre typhoïde? Nous ne le pensons pas; que de fois avons-nous vu notre président de thèse et ancien et respecté maître, M. le professeur Potain, ce prince de la clinique, donner de la quinine pour combattre une hyperthermie menaçante, et il a cependant réduit le traitement de la fièvre typhoïde à sa plus simple expression: «Toutes les fois, nous a dit dans ses conférences à l'hôpital Cochin, M. le Dr Dujardin-Beaumetz, toutes les fois que vous verrez la température s'élever d'une façon inquiétante, qu'elle atteindra 40°, 41°, n'hésitez pas à employer un antithermique, comme l'antipyrine ou la quinine suivant le cas: n'hésitez pas à donner parfois à votre malade un bain tiède, il en retirera un véritable soulagement. »

Donc, si l'antipyrisme à outrance est irrationnel et dangereux, il n'en est pas ainsi de l'antipyrisme sage et modéré, qui constitue suivant l'expression de M. le Dr Dujardin-Beaumetz, une méthode d'*expectative armée.*

Il n'en est surtout pas ainsi de la méthode antiseptique interne. Bouillaud et Chomel l'avaient entrevu il y a 50 ans, c'est-à-dire à une époque où les microbes n'avaient pas encore vu le jour, ils administraient le chlore à l'intérieur; de même Serres en 1847, qui introduit les mercuriaux, protochlorure et même bichlorure, dans le traitement de la fièvre typhoïde; et après lui, Wunderlich, Liebermeister et M. Hallopeau administrent le calomel non seulement comme purgatif, mais aussi comme antiseptique. Je citerai encore les sulfites et hyposulfites, proposés par Polli, combattus par son propre compatriote Semmola, l'iode employé par Binz, enfin la riche série des aromatiques (phénol, thymol, acides benzoïque et salicylique et leurs sels alcalins, la résorcine, la kairine, etc.).

Ces médicaments ont l'inconvénient de ne pouvoir être donnés qu'à doses homœopathiques, et ils deviennent toxiques aux doses où ils auraient quelque chance d'agir : on ne peut donc graduer leur dosage sur la forme ou la gravité de la fièvre.

J'ai suffisamment indiqué le méthode de M. Bouchard.

Reste donc l'eau sulfocarbonée, véritable pansement interne, sans cesse renouvelé, pouvant être donné à doses considérables, presque illimitées suivant le besoin, et cela toutes les demi-heures, tous les quarts d'heure et même plus souvent.

Quand on analyse l'urine du malade soumis à ce régime on voit que l'indican disparaît à mesure que le régime est institué depuis plus longtemps; la coloration brune, verte ou bleue avec les réactifs qu'indique le *Dictionnaire de chimie*, diminue et disparaît; quelquefois on trouve la coloration rosée, mais elle existe même dans l'urine de gens en bonne santé. Au contraire, chez les malades qui ne prennent pas d'eau sulfocarbonée cette réaction se produit toujours ; elle est d'autant plus nette, la coloration est d'autant plus foncée que la diarrhée devient plus abondante ; elle est alors suivant le cas d'un brun-verdâtre très foncé, ou d'un bleu rosé assez pâle.

Enfin j'ai dit, qu'abandonnées à elles-mêmes, ces urines des malades au régime ne devenaient alcalines que beaucoup plus tard ; il en est de même des urines mélangées avec de l'eau sulfocarbonée, dans la proportion de 25 p. 100 d'eau ; et encore ne subissent-elles cette décomposition ammoniacale que parce que le sulfure de carbone s'évapore à la longue.

Voici une série d'expériences concluantes :

Exp. I, II, III, IV. — Les urines d'un malade atteint de la fièvre typhoïde et soigné par l'eau sulfocarbonée sont mises, une moitié dans un verre à expérience a, et exposées à l'air libre ; une autre moitié *b* dans un vase clos, de façon qu'il n'y ait pas plus d'un centimètre cube d'air entre la surface de l'eau et le bouchon, ce vase est protégé contre l'action de la lumière par un papier noir.

L'urine d'un autre malade qui ne prend pas d'eau sulfocarbonée est également divisée en deux parts ; la part c est mise dans un verre de laboratoire découvert dont le fond contient environ deux ou trois grammes de sulfure de carbone pur ; la deuxième part *d* est placée dans un verre découvert et ne contenant pas de sulfure.

Toutes ces urines sont acides et laissées à la température ambiante (20 degrés en moyenne).

Au bout de 24 heures l'urine *d* est légèrement ammoniacale et bleuit le papier de tournesol rouge; 4 heures après la réaction est beaucoup plus rapide et plus prononcée.

Les autres urines n'ont pas bougé et rougissent le tournesol.

Après 48 heures l'urine *a* est légèrement corrompue et bleuit le tournesol : 3 heures après la réaction est très nette. L'urine continue de se décomposer rapidement.

Les urines *b* et *c* sont toujours normales ; au bout de trois jours le vase *c* ne contient presque plus de sulfure au fond; après 4 jours, plus de trace de sulfure de carbone : l'urine sent cependant le sulfure. Après 5 jours, elle commence à devenir ammoniacale et la décomposition marche rapidement.

Exp. V, VI, VII, VIII, IX, X. — Dans un verre *a* je mets 10 grammes de bon lait et 10 grammes d'eau sulfocarbonée.

2° Dans le verre *b* 20 grammes d'eau sulfo-carbonée et 5 grammes de viande crue de bœuf, hachée.

3° Dans le verre *c* 10 grammes de lait et 10 grammes d'eau ordinaire.

4° Dans le verre *d* 20 grammes d'eau ordinaire et 5 grammes de viande de bœuf coupée menu.

Tous ces verres sont exposés à l'air libre et à la température ambiante (20°).

5° Dans un vase clos et noir *e* 10 grammes de lait et 10 grammes d'eau sulfocarbonée; 1 centimètre cube d'air environ est compris dans la chambre laissée libre entre la surface du liquide et le bouchon.

6° Dans un vase clos et noir *f* 5 grammes de viande de bœuf et 20 grammes d'eau sulfocarbonée. Même remarque pour l'air.

Au bout de 18 heures le lait du verre *c* est complètement aigre et tourné ; la viande du verre *b* sent mauvais. Dans les autres vases le lait est coagulé mais n'est pas aigre ; la viande ne sent pas dans les vases *e* et *f*.

Après 26 heures le lait *a* est tourné, la viande *b* en putréfaction. Rien dans les vases *e* et *f*.

Au bout de 3 jours seulement le lait est aigri et la viande commence à sentir.

Le phénomène ne peut-il s'expliquer en disant que, les vases clos ayant été ouverts chaque jour, il s'est volatilisé une certaine quantité de sulfure?

Toutes ces expériences ont été faites avec de l'eau sulfocarbonée non additionnée d'essence de menthe selon la formule des salles.

Il en résulte : 1° que l'eau sulfocarbonée est antiseptique ; ce que nous allons voir plus en détail ; 2° que ce pouvoir antiseptique se continue tant que son sulfure de carbone dissous ne s'est pas volatilisé.

Mais sur quel agent de la putréfaction porte en principe l'action antifermentescible de l'eau sulfocarbonée? On ne peut faire que des hypothèses.

Le 22 juin dernier, M. Tanret démontrait, chose entrevue par MM. Dusart, Schützenberger et P. Thénard qu'en faisant agir de l'ammoniaque sur du glucose il se formait de l'acide formique dans la proportion de 5 à 6 p. 100 du glucose et qu'une partie de l'ammoniaque qui avait disparu avait servi à former *des alcaloïdes*.

M. Tanret était amené à cette découverte par la remarque que l'*alcoolat aromatique ammoniacal de Sylvius*, solution de carbonate d'ammoniaque et d'essences dans l'alcool, se colorait en brun si les flacons n'étaient pas fumés et bien bouchés.

Or, rien dans la composition de tous les corps qui forment cet alcoolat ne motivait une semblable coloration : aussi, M. Tanret a pensé, avec juste raison, puisque l'expérimentation a confirmé son jugement, qu'il se formait là un alcaloïde très oxydable.

M. Tanret a ainsi obtenu « deux liquides volatils, incolores, très fluides, très réfringents, sans action sur la lumière polarisée, à odeur très vive. »

Cette odeur rappelle fortement celle de la nicotine.

L'alcaloïde que M. Tanret appelle « glucosine bout à 136 degrés; sa densité à 0° est 1.038 : il a pour formule $C^{12}H^{8}Az^{2}$; l'autre est le β glucosine qui a pour densité 1.012 et bout à 160 degrés, sa formule est $C^{14}H^{10}Az^{2}$.

« Mais ajoute M. Tanret, c'est non seulement l'ammoniaque libre, qui, en réagissant sur le glucose, peut ainsi donner lieu à une production d'alcaloïdes, les sels ammoniacaux à acide organique, tels que l'acétate, le tartrate d'ammoniaque, etc., produisent la même réaction bien qu'à un degré moindre. J'ajouterai que si on remplace l'ammoniaque par des ammoniaques composées, comme l'éthylamine, la méthylamine, etc., on obtient également des alcaloïdes.

En résumé, en faisant réagir l'ammoniaque, ou des ammoniaques composées, ou leurs sels organiques sur des corps de constitution variée, comme certains carbures d'hydrogène (essence de térébenthine), certains aldéhydes (camphre), certains alcools (glucose), on peut obtenir des alcaloïdes ».

Nous avons pensé que cette donnée scientifique pourrait peut être expliquer les phénomènes ou quelques-uns des phénomènes de la putréfaction intestinale, surtout dans les maladies du tube digestif.

N'y a-t-il pas en effet de l'ammoniaque, soit pur soit à l'état de sels dans toute putréfaction? Le tube intestinal ne contient-il pas normalement, et en particulier dans certaines maladies de l'organe hépatique (?) une quantité de sucre telle qu'il ne peut souvent être brûlé et produit le diabète? Et à défaut de sucre n'y a-t-il pas certains carbures d'hydrogène, certains aldéhydes, certains alcools?

Et dès lors cet alcaloïde nouveau ne peut-il être la première forme de la ptomaïne, qui naît, par suite de dédoublements successifs de cet alcaloïde, de productions nouvelles? Ce qu'il y a cependant de certain c'est que ces glucoses ne sont pas des ptomaïnes et qu'on ne peut aujourd'hui clairement démontrer leur rapport.

Il était dès lors intéressant de rechercher le degré de toxicité de ces glucosines. Malheureusement, je puis conclure qu'elles sont très peu toxiques, beaucoup moins toxiques que la plupart des alcaloïdes végétaux.

Ainsi, M. Tanret ayant envoyé à M. Dujardin-Beaumetz deux flacons de solution de glucosine au 10e chacune, j'ai pu m'assurer qu'il faut *au moins* une seringue de Pravaz, c'est-à-dire 10 centigrammes de glucosine pour tuer une *grenouille* en une demi-heure. Des injections de 30 centigrammes (3 seringues de Pravaz) ayant été faites à des cobayes, ils n'ont paru nullement impressionnés. Sur la grenouille, β glucosine paraissait provoquer plus de phénomènes d'agitation en produisant la mort un peu plus tôt.

Ayant mêlé par parties égales ces solutions avec de l'eau sulfocarbonée, je n'ai pas remarqué de retard appréciable dans les accidents chez la grenouille.

Un corps qui doit être donné par décigrammes pour

provoquer des accidents sur une grenouille, ne saurait être nommé toxique, surtout quand ce corps s'appelle un alcaloïde.

Vu l'état de l'intestin et des matières qu'il renferme, il est permis de supposer jusqu'à preuve du contraire, que ces alcaloïdes, non toxiques par eux-mêmes, entrent pour une certaine part dans la formation des ptomaïnes.

Or, *cela étant admis*, l'eau sulfocarbonée n'agirait-elle pas parce que, douée des propriétés antiseptiques du sulfure, elle empêcherait cette formation de composés ammoniacaux qui réagissant sur les glucoses de l'économie ne pourraient plus donner lieu aux alcaloïdes de la putréfaction, glucosines ou ptomaïnes, quels qu'ils soient? Ce ne sont là, il est vrai, que des hypothèses.

Il serait intéressant de rechercher si effectivement ptomaïnes et bacilles sont détruits par l'usage de l'eau sulfocarbonée; mais, cela n'est pas indispensable, car suivant la présence ou l'absence d'indican dans l'urine, on peut affirmer qu'ils existent ou qu'ils n'existent plus dans les matières fécales.

Un dernier reproche qu'on pourrait faire à la méthode, est celui-ci : le sulfure de carbone n'est antiseptique et n'agit que par la quantité d'hydrogène sulfuré qu'il contient ou qu'il peut dégager, ce qui forcerait à être prudent dans son emploi ; nous avons vu que l'eau sulfocarbonée est absolument inoffensive : peu importe qu'elle agisse ou non par son hydrogène sulfuré, ce qu'il importe de retenir c'est qu'elle est aussi antiseptique. Quant à cet hydrogène sulfuré, il faut, s'il existe, que ce soit en bien petite quantité, puisque nous ne pouvons le retrouver dans l'urine. S'il existe, c'est que l'eau sulfocarbonée agit peut-être à la manière des eaux sulfureuses qui peuvent bien devoir leur efficacité, bien plutôt à l'hydrogène sulfuré qu'à l'acide sulfureux qu'elles dégagent.

Quoi qu'il en soit, il faut établir expérimentalement ce pouvoir antiseptique :

1° *Matières fécales.* — Exp. XI. — Cobaye mâle, vif et alerte, pèse 430 grammes.

Je pousse dans la veine fémorale une injection composée des déjections d'un chien caniche bien portant, traitées par l'eau distillée et filtrées sur papier. Le 1er jour le cobaye ne présente rien de particulier ; le lendemain il est dans une sorte de torpeur et refuse toute nourriture, il est inerte quand on le pousse et quand on le pince. Le 3e jour il s'éteint dans un coin où on l'a poussé la veille, *sans avoir présenté de phase d'irritation.* Il pèse 426 grammes ; à l'autopsie, nous trouvons une collection purulente et déjà enkystée au niveau du point ou l'injection a été faite, entre la veine et les muscles : elle est de la grosseur d'un pois. Les intestins présentent une vive hyperhémie, du pus est infiltré dans le péritoine épaissi et vascularisé ; au-dessus du rein gauche, poche pleine de pus ; pyélite marquée de ce rein.

L'animal présente donc les signes de l'infection purulente.

Exp. XII. — Cobaye mâle de 425 grammes. Il est fait dans la veine fémorale et dans le tissu cellulaire de la région dorsale deux injections composées chacune de 1/2 centimètre cube d'eau sulfocarbonée. Le second jour, le cobaye est malade, il est triste et ne mange pas ; même état le 3e jour. Le 4e jour il est plus gai, son œil est plus vif ; il pèse 420 grammes. Il se rétablit ensuite peu à peu et actuellement se porte très bien.

Exp. XIII. — Même injection qu'en XI, mais les matières proviennent d'un malade typhique, présentant la forme hémorrhagique et non traité par l'eau sulfocarbonée. Mort du cobaye à la fin du 2e jour, avec un peu plus d'agitation, mêmes lésions, plus prononcées encore, à l'autopsie; la muqueuse intestinale paraît saine.

Exp. XIV. — Les matières précédentes (même quantité), sont coupées de moitié eau sulfocarbonée. Le cobaye après quelques jours de maladie ne meurt pas et se porte bien.

Exp. XV. — Matières alvines provenant d'un malade atteint de fièvre typhoïde et traité par l'eau sulfocarbonée, même état que précédemment : guérison parfaite.

Exp. XVI. — Cobaye femelle, 485 grammes, jeune. Depuis le vendredi 3 juillet, il est donné par jour 250 grammes d'eau sulfocarbonée, divisés en six prises, que le cobaye boit par la bouche avec un entonnoir en verre et un tube de caoutchouc pénétrant dans l'œsophage : le dimanche 5, je lui fais, sous la peau du ventre, une injection des matières fécales, pures et filtrées, d'un malade non soigné par l'eau sulfocarbonée. En même temps je pousse dans son rectum 2 grammes de ces mêmes déjections. Le traitement par l'eau sulfocarbonée est continué. Pendant 4 jours, le cobaye est très mal, nous croyons le perdre : mais nous continuons de lui donner de l'eau sulfocarbonée, coupée de lait. Le 5e jour il est moins mal; il se relève et 8 jours après il se porte bien. En 4 jours, il avait perdu 6 grammes de poids.

Je le sacrifie : à la place de la piqûre existe une légère

induration, sans pus; à ce niveau les mailles du tissu cellulaire sont tassées. Nous ne pouvons trouver aucune autre lésion.

Exp. XVII. — Je fais évaporer les matières du malade cité précédemment, traitées par l'eau distillée et filtrées, à la température de 45° jusqu'à consistance d'un extrait mou, n° 1 : une injection composée de quantités égales de cette solution et d'eau distillée est lancée dans la veine jugulaire d'un cobaye. L'abattement est complet, le cœur se ralentit, devient intermittent et irrégulier, parfois même il s'arrête complètement; quelques convulsions et mort. Points congestionnés disséminés par place dans la longueur de l'intestin ; rien autre chose ; le cœur est dur et ligneux.

La mort ressemble donc à celle que produit l'empoisonnement par certains alcaloïdes.

Exp. XVIII. — Depuis trois jours un cobaye est au régime de l'eau sulfocarbonée. Injection de l'extrait précédent, le samedi soir ; le dimanche le cobaye est triste, mange peu ; plus gai le lundi ; mardi il mange bien, pas de convulsions, mais il semble qu'il respire difficilement, Tout à coup sans cause apparente, le mercredi soir, je trouve mort le cobaye, qu'une demi-heure auparavant j'avais laissé bien portant.

Autopsie. — Méninges et surfaces intestinale et péritonéale saines : rien aux divers organes ; l'endocarde est plein d'un sang noir et mêlé de pus. J'allais abandonner l'autopsie sans avoir pu découvrir la cause de la mort quand j'ai l'idée d'examiner le lieu de ma piqûre; elle a été faite sur le cou, un peu du côté droit. Au-dessous de ce niveau existe une collection purulente, communiquant avec une assez grosse artère qui aboutit à l'aorte; ce vaisseau est analogue comme position à l'artère sous-clavière, les contours de la perforation de l'artère sont amincis, je présume qu'il s'est fait une perforation subite; le sang de l'artère et le pus de la poche se sont mélangés; ce qui vraisemblablement a entraîné la mort: elle est donc le fait d'une maladresse.

Exp. XIX. — La même solution qui a servi à faire l'extrait n° 1 est mise à évaporer à une température que nous maintenons constamment au-dessus de 100° (extrait n° 2) en agitant de temps en temps. J'injecte une seringue de Pravaz; même résultat que dans l'avant-dernière expérience (extrait n° 1); mêmes lésions à l'autopsie.

Exp. XX. — Les matières fécales du même malade sont traitées par l'eau distillée, puis par l'alcool, où elles macèrent depuis 24 heures; mises à évaporer à 60° environ, il en est fait une sorte d'extrait hydro-alcoolique, n° 3. Injection d'une demi-seringue de Pravaz de cet extrait, et d'une demi-seringue d'eau distillée. Mort en 4 h. et demie dans des convulsions tétaniques; à l'autopsie, rien de spécial, rigidité extrême.

Exp. XXI. — La quantité précédente d'eau distillée est remplacée par de l'eau sulfocarbonée; mort en 3 jours et demi.

Donc, pas de résultat probant; la quantité du poison est trop considérable.

Exp. XXII. — Il est injecté 4 tours de spire de la

seringue de cet extrait mêlé à 4 tours de spire d'eau distillée; mort en 6 heures.

Exp. XXIII. — Il est injecté 4 tours de spire de la solution précédente (c'est-à-dire deux tours d'extrait n° 3 pur), le reste de la seringue est plein d'eau sulfocarbonée. Le cobaye ne présente pas de phénomènes d'intoxication et continue à vivre.

2° *Urine*. Exp. XXIV. — Il est injecté dans la veine jugulaire d'un cobaye un gramme d'urine du malade atteint de fièvre typhoïde et ne faisant pas usage d'eau sulfocarbonée. Le malade vit trois jours abattu et dans l'anorexie : le 4e jour il mange un peu et je pratique une nouvelle injection identique : mort le 6e jour, avec phénomènes de septicémie mais non d'urémie. Lésions de la septicémie.

Exp. XXV. — Il est injecté, en deux fois et de la même façon, de l'urine de typhique prenant de l'eau sulfocarbonée. L'animal ne meurt pas; une 3e injection pratiquée le 8e jour ne peut provoquer des accidents.

— Je conclus de ces expériences : 1° que les matières fécales d'un animal sain poussées dans le corps d'un animal d'espèce différente produisent des accidents septicémiques et la mort.

2° Que si ces matières fécales viennent d'un homme typhique, elles sont beaucoup plus actives comme poison putride.

3° Qu'on ne retrouve pas chez l'animal ainsi empoisonné les lésions intestinales de la fièvre typhoïde.

4° Que par conséquent les micrococci de la putréfaction

sont les seuls actifs et que les bacilles en navette, chez l'animal, paraissent neutres.

5° Les matières étant mélangées de parties égales d'eau sulfocarbonée ces accidents mortels ne se produisent pas.

6° Il en est de même, si les déjections filtrées étant injectées pures, le corps de l'animal est imprégné de vapeurs sulfocarbonées par l'usage d'eau saturée de sulfure.

7° Qu'un ordre analogue de phénomènes, mais moins rapide, se produit quand on injecte l'urine du malade.

8° Que la coction d'une température prolongée d'au moins 100° qui détruit la plupart des agents virulents est sans action sur les micrococci de la putréfaction intestinale.

9° Que conservant toute leur énergie et étant en bien plus grand nombre dans l'extrait, une quantité égale d'injection, hypodermique ou intra-veineuse, provoque des accidents beaucoup plus rapides.

10° L'eau sulfocarbonée est antiseptique, même contre de pareilles doses.

11° Que l'extrait alcoolique est plus actif que l'extrait aqueux comme cela se remarque pour les extraits végétaux.

12°. Que l'extrait n°2 ayant été préparé constamment au-dessus de 100°, et l'extrait alcoolique étant plus actif que l'extrait aqueux, il y a lieu d'admettre l'analogie parfaite de ces extraits avec les extraits végétaux; et la présence d'alcaloïdes semblables aux alcaloïdes végétaux, et comme eux, indestructibles à de hautes températures.

Il eut été intéressant de rechercher si dans ces extraits on obtenait les mêmes alcaloïdes que signalent MM. Pouchet et Bouchard. Je regrette que le temps, et plus encore mon inexpérience de la chimie et du microscope, je n'ai nulle honte de l'avouer, m'empêchent de me livrer à ces études si intéressantes.

Après avoir établi le pouvoir antiseptique de l'eau sulfocarbonée, il faut étudier les effets produits chez le malade en le suivant pour ainsi dire pas à pas, et en prenant très exactement son observation.

Voici ce qu'on remarque toujours : un malade entre à l'hôpital après la consultation; on diagnostique une fièvre typhoïde au début. On reste quelques jours dans l'expectative jusqu'à ce que la température ait atteint son maximum.

Je suppose — et c'est ordinairement le cas, des évacuations alvines très rapprochées, très fétides et très abondantes; l'urine présente alors la réaction caractéristique d'une forte proportion d'indican; avec l'acide azotique et surtout l'acide acétique et l'éther, elle devient sépia foncée.

L'eau sulfocarbonée est ordonnée. Dès le lendemain, les évacuations sont moins rapprochées et moins fétides; l'urine plus abondante est d'un brun verdâtre.

Le 3e jour, plus d'odeur dans les matières fécales, leur abondance diminue, la réaction de l'urine est d'un vert tirant sur le bleu. Le 5e, le 6e jour et même plus tôt, l'indican urinaire, quand il existe encore, ne trahit sa présence que par une coloration à peine rosée; les fèces incolores, plus dures, sont absolument inodores.

Un papier d'acétate de plomb ne noircit pas aux vapeurs de l'urine : donc, il n'y a pas d'hydrogène sulfuré.

La liqueur de Bareswill fait apparaître une réduction noirâtre dans l'urine : donc, il y a du sulfure de carbone en nature.

Enfin, l'expérience clinique, la seule vraiment vraie devait donner raison à la méthode.

En voici quelques résultats.

Observation I.

Marie M... domestique, âgée de 18 ans, salle Briquet, lit 8. Entre à Cochin le 6 janvier 1885; pas d'antécédents héréditaires, fièvres intermittentes quotidiennes dans sa jeunesse, pas d'autres maladies. Réglée à onze ans, règles fréquentes, peu abondantes, pas mariée, pas d'enfants.

Avait le tænia il y a 8 mois, il y a 7 jours a pris de la racine d'écorce de grenadier et a rendu son tænia, mais depuis ce jour, diarrhée, céphalalgie, forte courbature, épistaxis assez abondantes, insomnie.

7 janvier. *Actuellement*, abattement, intelligence conservée, mais la malade répond difficilement; le visage est rouge, les yeux brillants, aspect de stupeur, langue blanche, rouge à l'extrémité, humide, étourdissement quand on fait asseoir la malade sur son lit, sueurs jour et nuit, diarrhée fétide et abondante, douleur à la pression dans la fosse iliaque droite, ventre ballonné. Pouls : 92 pulsations.

Dans les urines, forte proportion d'indican; on ordonne à la malade 8 cuillerées d'eau sulfo-carbonée par jour.

Le 8. La température s'élève à 38°,8. Pouls 96, on ordonne 0 gr. 50 de sulfate de quinine.

Diarrhée assez abondante, moins fétide, la teinte des urines traitées par l'acide azotique et l'éther, est verte au lieu d'être brune comme la veille.

Le 9. Même état.

Le 10. Quelques taches rosées lenticulaires sur l'abdomen, moins de diarrhée, teinte bleue des urines par le réactif, un peu de congestion pulmonaire.

Le 11. Les selles peu abondantes ont perdu toute fétidité, même état des urines, mais teinte plus claire; un peu d'oppression, phlébite à la cuisse gauche.

Le 12. La cuisse gauche est beaucoup plus douloureuse à la pression, œdématiée, on sent un cordon dur sur le trajet de la veine saphène.

Le 13. La diarrhée a complètement disparu, la malade n'a pas eu de selle depuis la veille, elle souffre toujours beaucoup de sa cuisse, qu'on maintient élevée et qu'on entoure d'ouate; oppression, quelques râles de bronchite disséminés dans les deux poumons.

Le 14. La malade est constipée, on lui donne deux verres d'eau de Sedlitz, les urines offrent une réaction rose clair, vomissements alimentaires (la malade ne prend que du lait et du bouillon). Elle se plaint d'un fort mal de tête et tousse beaucoup. A l'auscultation, on trouve au sommet droit, en avant et en arrière, une inspiration très rude et une expiration très soufflante, quelques râles sous-crépitants éclatant par petites bouffées à l'inspiration, mais seulement quand on fait tousser la malade. La température atteint 41°, on donne deux grammes d'antipyrine, une heure après la température est descendue à 39°,5 ; 4 heures après, elle est remontée à 40°,2; violent point de côté à droite.

Les 0 gr. 50 de sulfate de quinine que prenait chaque jour la malade, sont suspendus et remplacés par l'antipyrine.

Le 15. Même teinte rose des urines, vomissements bilieux, l'œdème de la cuisse gauche disparaît, mais la région est encore douloureuse. Au sommet droit, souffle et râles sous-crépitants très nets à l'inspiration; vésicatoire.

Le 16. Les selles sont toujours normales, la diarrhée n'a pas reparu, pas de traces d'indican dans l'urine. La malade continue de boire avec plaisir son eau sulfo-carbonée dans du lait. Vomissements bilieux dans la journée et dans la nuit, un peu de sueur, les tâches rosées ont disparu. On injecte dans le tissu cellulaire sous-cutané de la région dorsale, une seringue de Pravaz de la solution suivante :

Antipyrine	2 grammes.
Eau distillée	20 grammes.

Le 17. Mieux ; pas de vomissements.

Le 18. On fait une piqûre de la solution d'antipyrine, un peu de dyspnée; on applique des ventouses scarifiées. Râles crépitants francs au sommet droit.

Le 19. Urines et selles normales; pas de sueurs, moins d'abattement.

Le 20. Même état; quelques vomissements bilieux.

Le 22. Pas de vomissements. Toujours des râles crépitants à droite.

Le 25. La malade dort bien depuis deux jours. La douleur et l'empâtement de la cuisse ont beaucoup diminué. Néanmoins, il y a encore un peu d'induration à la partie supéro-interne, le long de la saphène interne et des honteuses internes. La respiration est toujours soufflante; pas de râles, quelques frottements légers au-dessous du sein droit.

On redonne à la malade 0 gr. 75 de sulfate de quinine.

Le 30. Mieux continu : nuits bonnes : ventre libre, non douloureux.

Le 1er février. La phlébite diminue; induration et douleur à la pression au niveau de la veine fémorale, quelques râles sous-crépitants, rares. La malade a très faim; on autorise un potage léger au vermicelle et un œuf à la coque. — Rougeur érythémateuse de la peau à la région sacrée.

Le 3. Abcès au sacrum; cependant, il n'y a pas de fièvre, la malade dort bien.

Le 4. Ouverture de l'abcès avec le bistouri et drainage; pansement de Lister; la malade insiste pour manger. Urine et selles normales.

Le 13. Mieux continu; la malade maigrit, elle est pâle, mais se plaint de douleurs au niveau du bord tranchant du foie; on applique quatre ventouses saignantes.

Le 18. La malade s'est levée une heure; elle mange et dort bien; on cesse l'eau sulfo-carbonée.

Le 20. Les règles sont venues, mais ont disparu presque aussitôt.

Le 21. Douleurs violentes dans le ventre, qui est douloureux à la pression; cependant pas de diarrhée ni de vomissements. Urine et selle normales, pas de fièvre, on fait une onction sur le ventre d'onguent napolitain belladoné et on applique dessus un cataplasme de farine de graine de lin ; les aliments solides sont interdits ; lait et bouillon.

Le 24. Les douleurs abdominales ont beaucoup diminué.

Le 26. On permet de nouveau les aliments. — La malade se porte bien.

Le 27. La convalescence a commencé.

Le 5 mars. La malade guérie quitte l'hôpital.

Donc : fièvre typhoïde ; le 6e jour après l'entrée à l'hôpital, phlébite, le 9e, pneumonie du sommet droit ; le 29e, abcès de la région sacrée.

L'institution de l'eau sulfo-carbonée a absolument arrêté la diarrhée et la fermentation intestinale, dès le second septénaire les selles sont devenues et sont restées normales. — Guérison complète.

Observation II.

Albert P. garçon marchand de vin, 16 ans et demi, entre le 3 juin 1885. Salle Chauffard, lit n° 1.

Père mort à la suite d'accident ; mère morte de la poitrine.

Pas de traces de scrofules, pas de maladies antérieures ; depuis une douzaine de jours, lassitude extrême, courbature depuis 5 jours, céphalalgie intense, épistaxis répétées, anorexie, vertiges, catarrhe gastrique, langue pâteuse, vomissements, dévoiement.

Aujourd'hui, névralgie sous forme de points douloureux dans le sphère des nerfs occipitaux et sous-orbitaires ; prostration, abattement ; quand le malade s'assied sur son lit douleurs à la nuque et vertiges ; il répond assez difficilement. Râles sibilants disséminés dans les deux poumons ; un peu de diarrhée.

5 juin. Même état, la diarrhée est plus abondante.

Le 6. L'abattement augmente ; la diarrhée est fétide, traces d'indican urinaire.

Le 8. Taches rosées. La névralgie faciale a disparu. Forte proportion d'indican dans l'urine ; le diagnostic de fièvre typhoïde est définitivement maintenu. Le malade est mis à l'eau sulfo-carbonée. La température s'élevant à 40° on administre 2 grammes d'antipyrine.

Le 9. Les taches rosées ont envahi tout le ventre et la poitrine; surdité presque complète, stupeur absolue, sommolence continuelle, regard vague et brillant. Même état de l'urine, selles liquides, de couleur ôcreuse, fétides ; le malade les rend à son insu. L'eau sulfocarbonée est portée, de 8 cuillers à la dose de 12 cuillers.

Le 10. Les taches rosées se montrent en petit nombre sur les bras, les avant-bras, à la face interne des cuisses ; carphologie, langue de perroquet, météorisme abdominal. Les selles sont cependant moins abondantes et moins fétides; même quantité d'indican urinaire.

La température atteignant 40° 2, on administre tous les jours de l'antipyrine.

Les 11, 12, 13. Même état ; on donne jusqu'à 16 cuillers par jour d'eau sulfo-carbonée; les garde-robes peu à peu deviennent moins nombreuses, moins abondantes, moins fétides; la quantité d'indican urinaire disparaît, on continue l'usage de l'antipyrine. L'éruption sur le ventre et la poitrine, composée de taches nombreuses présente un aspect morbilliforme.

Le 14. Les selles depuis hier ont beaucoup diminué, elles sont incolores et absolument inodores ; moins d'indican.

Le 15. Le malade respire difficilement, la bouche ouverte, il tousse peu ; dans les deux poumons et en particulier dans le poumon droit sont disséminés de nombreux râles sonores et muqueux; deux selles dans la journée.

Le 16. La congestion broncho-pulmonaire n'a pas augmenté: la rate est plus volumineuse que les premiers jours. Il n'y a plus de météorisme. Selles et urines absolument normales.

Les 17, 18, 19. État stationnaire.

Le 20. L'éruption diminue, le pouls est moins fréquent; la dyspnée disparaît; cependant le malade semble toujours sourd et ne répond pas.

Le 21. L'état du ventre est toujours satisfaisant. La stupeur diminue.

Le 22. Le malade répond quelques mots inintelligibles. L'éruption a presque complètement disparu.

Le 23. La température s'est élevée d'un degré. Même état. Les jours suivants, la maladie s'amende, les selles sont normales, on ne donne que 8 cuillers par jour d'eau sulfo-carbonée. Le malade dort bien, il est pâle et maigrit, cependant il éprouve une grande paresse de la parole. Il prend des potages légers et des œufs à la coque.

Le 26. Le malade demande impérieusement à manger ; on lui permet une noix de côtelette qu'il supporte bien.

Le 28. Il parle mieux et se lève un peu dans la journée. Il a une selle normale le matin ; on suspend l'eau sulfo-carbonée. La température, les jours suivants, descend au-dessous de la moyenne et est inférieure à 37°.

La mémoire est lente, et la parole toujours paresseuse.

La convalescence continue lentement, sans nouvelle poussée de fièvre, les réflexes sont exagérés ; le malade éprouve des palpitations.

Il n'est complètement bien que fin juin et, le 2 juillet il quitte l'hôpital.

Observation III.

Julienne M..., 19 ans, domestique, entrée le 6 mars 1885, salle Briquet, lit n° 16.

Père mort de pleurésie ; mère morte d'hémorrhagie utérine, à la suite de couches.

Pas de maladies antérieures.

Règles régulières et normales ; jeune fille vierge, arrivée à Paris depuis trois semaines ; une jeune fille, sa maîtresse, a la fièvre typhoïde.

Depuis 8 jours, la malade était lasse et mal en train, elle ressentait des douleurs musculaires ; vendredi dernier elle a eu un violent mal de tête, qui ne l'a plus quittée, mais est surtout intense le soir ; inappétence, vertiges, pas de nausées, pas d'épistaxis. Lundi dernier, on a donné à la malade des pilules purgatives ; de même mercredi, ce jour là elle a vomi beaucoup de bile.

Actuellement. La malade est intelligente et répond bien aux questions qu'on lui adresse, la céphalalgie est moindre que les premiers jours ; courbature, insomnie, bourdonnements d'oreille, anorexie complète, sueurs profuses et âcres, visage rouge, yeux brillants et animés, peau très chaude, pouls fréquent, langue rouge intense, saburrale sur les bords. Diarrhée, pas de douleurs à la pression dans les hypocondres.

Le 8 mars. Apparition sur le ventre des taches rosées, disparaissant momentanément à la pression. La diarrhée est fétide, la réaction d'indican est très manifeste dans l'urine. On institue le régime de l'eau sulfo-carbonée.

Le 9. Prostration, difficulté de parole : délire nocturne accompagné de paroles incohérentes ; la céphalalgie a disparu. La diarrhée est aussi abondante mais moins fétide : réaction brune de l'urine.

Le 11. La température s'élève à 41°,2. On ordonne 2 grammes d'antipyrine ; 2 heures après, la fièvre est tombée à 38°,8. La stupeur augmente ; l'éruption lenticulaire a envahi la poitrine. La langue est fendillée et rôtie ; dents fuligineuses, gorge tapissée d'enduit pultacé. Pas d'oppression. Dans la fosse iliaque droite, gargouillement, mais pas de douleur ; de même à l'épigastre ; moins de diarrhée ; rétention d'urine ; on est obligé de sonder la malade. La réaction de l'urine est devenue bleue.

Le 13. Le pouls est dicrote, 3 selles diarrhéiques, mais inodores dans la journée, réaction vert clair de l'urine.

Les 14, 15, 16, même état, la parésie vésicale a diminué.

Le 17. Moins d'abattement, deux selles légèrement diarrhéiques, teinte rosée de l'urine par le réactif, on donne de l'antipyrine.

Le 22. La malade urine bien ; selles complètement inodores, normales, pas de traces d'indican urinaire.

Le 24. Même état des voies digestives ; la langue est humide, le sommeil a remplacé l'insomnie ; pas de stupeur, la malade cause bien.

Le 26. Le pouls est normal ; la malade s'anémie visiblement.

Le 30. Sur ses instances, on a donné à manger à la malade,

mais très peu, elle n'a pas vomi : elle conserve de la faiblesse musculaire; on cesse l'usage de l'eau sulfo-carbonée.

Le 2 Avril. Chute des cheveux, la malade est maigre, mais animée; elle lit dans la journée.

Le 4. Le mieux continue; la malade se lève. On cesse de prendre la température.

Le 28 avril. Le mieux continue; la malade est parfaitement guérie et quitte l'hôpital.

Observation IV.

Hyppolite L..., charretier, âgé de 25 ans, entre à l'hôpital Cochin, salle Woillez, le 11 mars 1884.

Est à Paris depuis 6 mois, malade depuis 10 jours.

La maladie a débuté par de la fièvre, des frissons, de la céphalalgie, de la lassitude et un malaise général.

Aujourd'hui : vertiges, éblouissements, bourdonnements d'oreille, épistaxis répétées et abondantes, dyspnée intense vomissements bilieux; très grande céphalalgie, douleur par la pression au creux épigastrique et dans la fosse iliaque droite, diarrhée jaune ocreuse, fétide, 6 à 8 selles par jour, taches rosées lenticulaires sur le ventre; l'urine traitée par l'acide azotique donne une coloration foncée et abondante d'indican. Température : 40°,5.

Traitement journalier : lotions vinaigrées; antipyrine, 1 gr. Eau sulfo-carbonée, 14 cuillers par jour.

Le 12 Mars. Même état; l'antipyrine a fait tomber la fièvre à 37°,8. Les matières fécales injectées à un lapin produisent la mort.

Les 13, 14, 15, eau sulfo-carbonée, 10 cuillers, 3 à 4 selles par jour. Traitée par l'acide azotique, l'urine donne au fond de l'éprouvette un léger dépôt d'indican, vert clair.

Les 16, 17, 18. Râles ronflants et sibilants dans toute la poitrine. Température 39°,8 le soir. 4 à 5 selles par jour, moins abondantes, inodores. Urine claire et limpide, pas la moindre trace d'indican.

Les 20, 21, 22, 23. Gros râles muqueux ; crachats de bronchite, glutineux, adhérents au vase. Léger délire la nuit, insomnie, agitation. 8 cuillers d'eau sulfo-carbonée ; il n'y a que 2 à 3 selles par jour, beaucoup plus consistantes. Urine normale. Les matières fécales injectées sous la peau d'un lapin n'amènent aucun changement dans l'état de l'animal ; du reste, les selles ne répandent aucune odeur.

6 avril. La congestion broncho-pulmonaire a disparu. La diarrhée a cessé depuis le 3 ; l'eau sulfo-carbonée est supprimée. 1 selle par jour. Le malade entre en convalescence.

Le 15. Pas de complication ; le malade quitte l'hôpital.

Observation V.

Marie H..., cuisinière, âgée de 23 ans, salle Blache, lit 3.

Entre le 1er juillet dans le service avec tous les symptômes de la fièvre typhoïde : Céphalalgie, nausées, faiblesse et courbature générale, épistaxis. Taches rosées lenticulaires ; la maladie a débuté il y a 8 jours.

Fièvre 41°, pouls 106. Diarrhée ocreuse, fétide, 4 à 5 selles par jour. Traitement : lotions vinaigrées, 2 ou 3 par jour. Eau sulfo-carbonée, 10 cuillers par jour. L'urine contient une forte dose d'indican. Antipyrine 4 grammes en 4 fois.

2 juillet. Sous l'influence de l'antipyrine, la température est immédiatement descendue à 40°, 39°, 38°. L'aspect des matières fécales est le même : l'urine contient la même quantité d'indican.

Le 3. Température 37°,8 : 3 selles, moins fétides ; léger précipité d'indican, bleu sale, qui se dépose lentement au fond du vase.

Le 8. 8 cuillers d'eau sulfo-carbonée ; 3 selles. L'urine ne décèle plus sous l'influence des réactifs que la présence d'urohématine.

Le 9. Les selles simplement aqueuses ne dégagent plus aucune odeur, mais la malade se trouve dans un état d'adynamie très prononcé ; les lèvres sont fuligineuses, la peau est sèche, âcre, mordicante ; la malade est plongée dans une prostration extrême, indifférente à tout ce qui se passe autour d'elle. Râles secs, ronflants et sibilants dans toute la poitrine. La température s'élève à 40° ; 1 gramme d'antipyrine la ramène immédiatement à 38°,2.

Les 10, 11, 12. Même état, même traitement ; pas d'indican urinaire ; 2 selles inodores. Les râles deviennent humides, crachats spumeux, aérés.

Le 13. 4 cuillers d'eau sulfo-carbonée, température, 39°. L'état général devient meilleur ; 2 selles par jour, toujours aqueuses.

Le 16. Température, 37°. La malade entre en convalescence et maigrit ; la température, au-dessous de la moyenne, oscille entre 36° et 37°. L'eau sulfo-carbonée est supprimée ; une garde-robe un peu liquide par jour.

Le mieux se continue les jours suivants ; guérison parfaite.

Observation VI.

Pierre Achille V..., 52 ans, salle Woillez, lit n° 13. Ancien soldat, a eu la dysenterie en Algérie et au Mexique : elle avait cessé ; a beaucoup souffert pendant le siège, et en 1871 a eu une poussée aiguë de dysenterie, traitée par le sous-nitrate de bismuth, le nitrate d'argent. Il avait alors des épreintes, du ténesme, de la dysurie : les garde-robes étaient d'un blanc jaunâtre, analogues à de l'albumine mal cuite. Depuis, ces phénomènes se sont amendés, et la maladie est passée à l'état chronique ; quelquefois la diarrhée s'arrête pendant 2, 3, 4 jours, mais revient et dure alors 15 jours ou 3 semaines. L'appétit est bon ; les selles sont tantôt séreuses, tantôt puriformes, le ventre est rétracté, plat, non douloureux à la pression ; le malade est amaigri. L'apyrexie est générale et complète. Il n'y a pas de ténesme, mais l'anus, au plus fort des crises, est béant, et le malade a jusqu'à 40 selles en 24 heures.

Aucun traitement n'a pu amender son état. Il entre à l'hôpital le 4 juillet ; il est immédiatement mis au régime du lait, de la poudre de viande et de l'eau sulfo-carbonée (10 à 12 cuillers par jour) : pas d'autres aliments.

Au bout de 3 jours, il est très amendé ; il n'a plus que 8 à 10 selles par jour ; ses garde-robes sont moins abondantes et plus denses. La forte proportion d'indican que contenait l'urine a beaucoup diminué. Le 11 juillet, il se déclare très bien ; la veille il n'a eu que deux selles, à peine légèrement diarrhéiques ; l'indican ne manifeste sa présence dans l'urine que par une couleur rosée.

Le mieux continue ; le 20 juillet, le malade demande un œuf en salade avec du pain. Il mange de bon appétit.

Les jours suivants, il continue de manger ; la diarrhée ne reparaît pas, et il nous quitte enchanté et guéri le 23 juillet..

Il me serait facile de produire un grand nombre d'autres observations, en particulier sur la fièvre typhoïde, traitée par l'eau sulfocarbonée, recueillies pendant mon année d'externat dans le service de M. le Dr Dujardin-Beaumetz.

Dans les dilatations de l'estomac avec dyspepsie putride elle donne d'excellents résultats ; nous en avons plusieurs observations très intéressantes et qu'il serait trop long de reproduire ; associée ordinairement au lavage stomacal, nous ne pouvons faire la part de ce qui revient à l'une ou l'autre médication ; mais il est certain que les malades traités par le lavage seul sont beaucoup moins rapidement et beaucoup moins fortement améliorés.

Employée avec succès dans la dysenterie essentielle des pays chauds, dans la diarrhée de Cochinchine, elle mérite de l'être aussi dans le choléra, dans toutes les maladies s'accompagnant de sphacèle interne, en un mot.

CONCLUSIONS

De tous ces faits je conclus :

1° L'eau sulfo-carbonée est un des agents les plus actifs de la médication intestinale antiseptique ; elle détruit l'odeur et la putridité des garde-robes ;

2° L'eau sulfo-carbonée, même à dose élevée plus de 500 grammes, n'a jamais produit chez l'homme d'accidents toxiques ;

3° L'eau sulfo-carbonée est un des agents de la médication symptomatique de la fièvre typhoïde : par son action sur les matières fécales, elle détruit les éléments contagieux de cette maladie.

HAVRE. — IMPRIMERIE DU COMMERCE, 3, RUE DE LA BOURSE.

A LA MÊME LIBRAIRIE

HAVRE. — IMPRIMERIE DU COMMERCE, 3, RUE DE LA BOURSE.

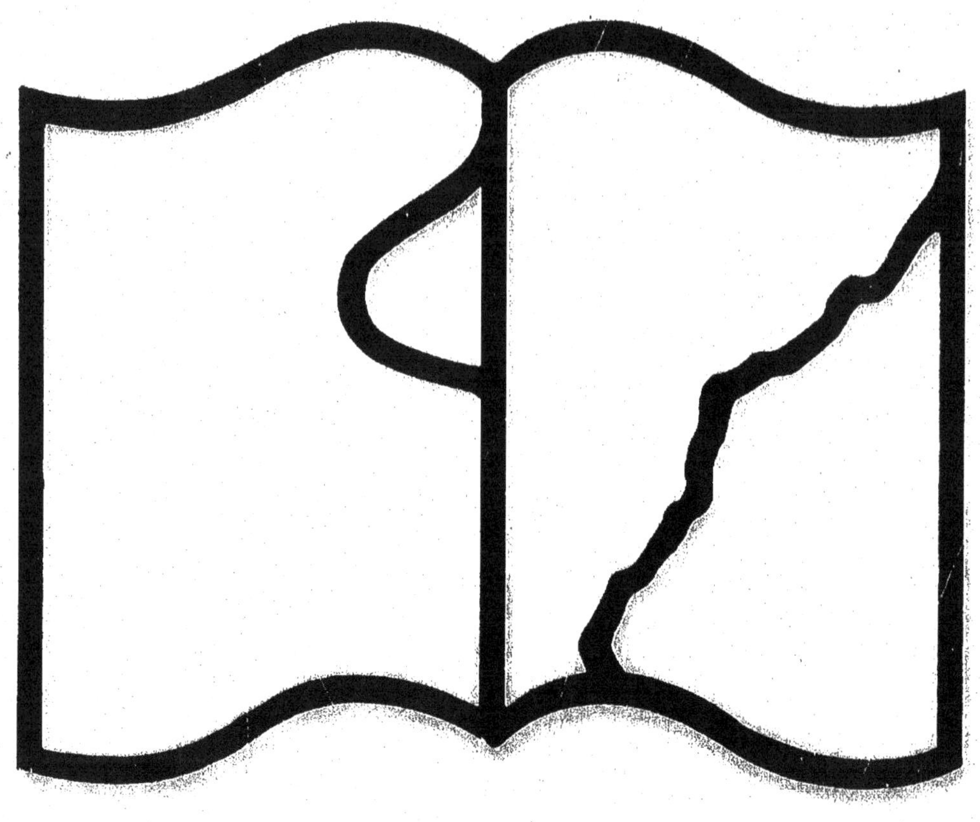

Texte détérioré — reliure défectueuse

NF Z 43-120-11

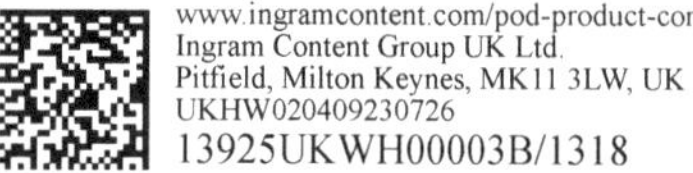

www.ingramcontent.com/pod-product-compliance
Ingram Content Group UK Ltd.
Pitfield, Milton Keynes, MK11 3LW, UK
UKHW020409230726
13925UKWH00003B/1318